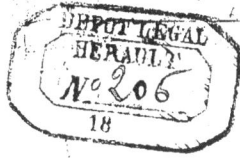

PPOT LEGAL
HERAULT
No 206
18

CONSIDÉRATIONS

SUR L'ANATOMIE DU GENOU

ET

ÉTUDE DES LUXATIONS

DES CARTILAGES SEMI-LUNAIRES

PAR

Le Dr Jules MOURET

Prosecteur à la Faculté de Médecine de Montpellier (Concours 1889)
Ancien Aide d'Anatomie (Concours 1887)
Membre de la Mission médicale de Cerbère (Épidémie cholérique d'Espagne 1890)

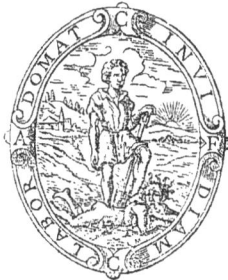

I0029884

MONTPELLIER

CAMILLE COULET, LIBRAIRE-ÉDITEUR
LIBRAIRE DE L'UNIVERSITÉ
GRAND'RUE, 5.

PARIS

GEORGES MASSON, LIBRAIRE-ÉDITEUR
LIBRAIRE DE L'ACADÉMIE DE MÉDECINE
Boulevard Saint-Germain, 120

1892

T 128
384

CONSIDÉRATIONS

SUR L'ANATOMIE DU GENOU

ET

ÉTUDE DES LUXATIONS

DES CARTILAGES SEMI-LUNAIRES

CONSIDÉRATIONS

SUR L'ANATOMIE DU GENOU

ET

ÉTUDE DES LUXATIONS

DES CARTILAGES SEMI-LUNAIRES

PAR

Le Dr Jules MOURET

Prosecteur à la Faculté de Médecine de Montpellier (Concours 1889)
Ancien Aide d'Anatomie (Concours 1887)
Membre de la Mission médicale de Cerbère (Épidémie cholérique d'Espagne 1890

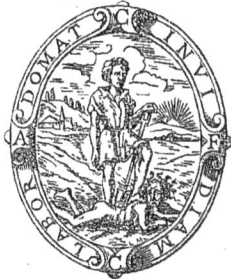

MONTPELLIER

CAMILLE COULET, LIBRAIRE-ÉDITEUR
LIBRAIRE DE L'UNIVERSITÉ
GRAND'RUE, 5.

PARIS

GEORGES MASSON, LIBRAIRE-ÉDITEUR
LIBRAIRE DE L'ACADÉMIE DE MÉDECINE
Boulevard Saint-Germain, 120

1892

INTRODUCTION

L'idée d'un travail sur les luxations des cartilages semi-lunaires nous a été donnée par M. le professeur Tédenat. Que ce Maître veuille bien nous permettre de le remercier de la bienveillance qu'il nous a toujours témoignée.

Avant d'entreprendre l'étude des luxations des cartilages semi-lunaires, nous avons voulu nous rendre bien compte des rapports anatomiques de ces cartilages et voir quel est leur rôle. Nous avons pour cela disséqué plus de vingt-cinq genoux et fait plusieurs expériences cadavériques.

Notre cher maître, M. le professeur Paulet, a bien voulu contrôler nos dissections et assister aux expériences que nous avons faites. Nous lui devons aussi la traduction des nombreuses observations prises dans les journaux anglais. L'intérêt qu'il nous a témoigné pendant le cours de ce travail a beaucoup facilité notre tâche. Nous n'oublierons jamais toutes les bontés qu'il a eues pour nous et nous ne saurons jamais aussi trop le remercier de l'instruction qu'il nous a donnée depuis quatre ans que nous sommes dans son laboratoire. Qu'il soit assuré de toute notre reconnaissance.

Que tous nos Maîtres reçoivent aussi nos remerciements pour l'instruction que nous avons reçue d'eux.

Notre travail est divisé en deux parties. Dans la première partie, nous exposons le résultat de nos dissections. La deuxième comprend l'étude des luxations des cartilages semi-lunaires.

CONSIDÉRATIONS
SUR L'ANATOMIE DU GENOU

ET

ÉTUDE DES LUXATIONS

DES CARTILAGES SEMI-LUNAIRES

~~~~~~~~~

PREMIÈRE PARTIE
CONSIDÉRATIONS SUR L'ANATOMIE DU GENOU

———

Notre attention a surtout porté sur les plans fibreux qui recouvrent la face antérieure du genou, sur les moyens d'union de l'articulation fémoro-tibiale et sur certains des mouvements de cette articulation. Dans l'étude de ces derniers, nous avons plus particulièrement étudié le jeu des ligaments croisés et celui des cartilages semi-lunaires.

Avant de décrire les divers éléments anatomiques qui constituent l'articulation proprement dite, nous étudierons d'abord, couche par couche, les parties molles recouvrant le genou.

La description de la peau ne nous arrêtera pas ; nous ne pourrions, en effet, que rééditer, à ce sujet, les données mentionnées dans tous les ouvrages classiques.

Fascia superficialis. — Au-dessous du tégument se trouve un *fascia superficialis* légèrement infiltré de graisse sur les parties latérales, mais simplement constitué par une lame de tissu conjonctif dense au niveau de la rotule. On rencontre parfois dans cette couche de petites bourses séreuses en nombre variable. W. Roger Williams (*Journ. of Anatomy and Physiology*, tom. XIV, pag. 181) en décrit une au niveau de la partie la plus supérieure de la rotule, une autre au milieu de sa face antérieure, une troisième plus bas au-devant du ligament rotulien, au niveau de la tubérosité antérieure du tibia.

Aponévrose. — Sous le fascia superficialis se trouve l'aponévrose d'enveloppe. Cette aponévrose recouvre tout le genou : elle est très épaisse en dehors, un peu moins en dedans et mince en avant. — En dedans, ses fibres sont longitudinales et vont se confondre avec l'expansion aponévrotique du couturier. — En dehors, elles sont aussi longitudinales, mais forment une couche très épaisse, qui représente en grande partie le tendon du tenseur du fascia lata. — En avant, l'aponévrose, très mince, est constituée par des fibres transversales, qui sont surtout marquées au-devant du tendon quadricipital et au-devant du ligament rotulien. Ces fibres sont disposées en sautoir au devant de celui-ci et lui font prendre, en le bridant, une forme légèrement concave en avant : si on sectionne ces fibres en sautoir, le ligament rotulien se redresse, sa concavité antérieure disparaît.

Pour étudier cette couche de fibres en sautoir ou arciformes par sa face profonde, il faut faire une incision médiane et longitudinale. Par cette incision on découvre la *bourse séreuse* dite *prérotulienne*, dont le volume est variable. Cette bourse se trouve sous l'aponévrose et non au-devant d'elle, comme on le dit bien souvent. Il n'est pas rare de la voir communiquer avec une des bourses contenues dans le fascia superficialis, lorsque celles-ci sont bien développées. Dans ce cas, la couche de fibres arciformes présente un ou plusieurs orifices à travers lesquels s'établit cette communication. — Après avoir fait à l'aponévrose cette incision longitudinale, si l'on rabat les deux lambeaux ainsi obtenus, l'un en dedans, l'autre en dehors, on peut voir que les rapports de la face profonde de l'aponévrose avec le plan sous-jacent varient suivant que l'on considère la partie médiane : face antérieure du tendon du droit antérieur, face antérieure de la rotule et face antérieure du tendon rotulien ; ou que l'on considère les parties antéro-interne et antéro-externe du genou.

Dans la région médiane, l'aponévrose (fibres arciformes) est séparée du plan sous-jacent : 1° en haut, par du tissu lâche, au niveau du tendon du droit antérieur ; 2° par la bourse prérotulienne au niveau de la rotule ; mais au-devant du ligament rotulien l'aponévrose (fibres arciformes) se soude au plan sous-jacent.

Dans la région antéro externe, le lambeau externe rabattu en dehors se montre adhérent au plan sous-jacent, dès que l'on a dépassé d'environ un centimètre le bord externe de la rotule. Cette adhérence unit l'aponévrose : 1° en haut, à la couche la plus superficielle du tendon du vaste externe, au point où les fibres musculaires de ce muscle se continuent avec celles de son tendon ; 2° au niveau de la rotule, elle l'unit aux fibres que le tendon du tenseur du fascia lata envoie, par son bord antérieur, à cet os ; 3° au-dessous de la rotule, cette adhérence unit l'aponévrose au tendon du tenseur du fascia lata.

Dans la région antéro-interne, le lambeau interne de l'aponévrose, rabattu en dedans, se montre aussi adhérent au plan sous-jacent. Mais cette adhérence se fait ici un peu plus loin du bord de la rotule ; de plus, elle n'est pas continue de haut en bas : elle est bien marquée au niveau du tendon du vaste interne au point où la portion charnue du muscle se continue avec son tendon ; elle existe au niveau de l'interligne articulaire, mais elle est peu marquée au niveau de la rotule elle-même (7″, fig. 2).

EXPANSION TENDINEUSE QUADRICIPITALE. — Ce plan sous-jacent

à l'aponévrose et séparé d'elle par la bourse séreuse prérotulienne est formé par une lame aponévrotique qui se détache en haut de la face antérieure du tendon quadricipital et qui *glisse au-devant de la rotule* : nous l'appellerons *expansion tendineuse quadricipitale*. Elle représente la couche la plus superficielle du tendon quadricipital, dont elle est une dépendance. Elle se détache du tendon du droit antérieur à un, quelquefois deux gros travers de doigt au-dessus de la rotule (2, fig. 4); elle provient aussi des tendons du vaste interne et du vaste externe et descend au-devant du genou sous l'aponévrose d'enveloppe.

Nous devons la considérer en dehors et en dedans de la rotule et sur la face antérieure de cet os. D'après ce que nous venons de dire des connexions de l'aponévrose d'enveloppe avec le plan qui lui est sous-jacent, c'est-à-dire avec l'expansion tendineuse quadricipitale, on prévoit que celle-ci aura peu d'indépendance sur ses côtés.

Côté antéro-externe. — En dehors, l'expansion tendineuse provient du vaste externe et est assez difficile à étudier, car ses fibres se mêlent et s'intriquent avec celles de la couche aponévrotique très épaisse qui recouvre le côté antéro-externe du genou : le fascia lata. De ce côté, en effet, l'indépendance de l'expansion tendineuse n'existe que sur une largeur d'environ 1 centim. en dehors de la rotule et le long de son bord externe. Au delà, les fibres qui représentent l'expansion sont situées dans l'épaisseur du fascia lata et vont avec lui se fixer à la tubérosité externe du tibia. Dans cette région antéro-externe la couche mince des fibres arciformes, qui recouvre la face antérieure du genou, se soude aussi à la face superficielle du fascia lata. L'aileron externe de la rotule qui est recouvert par l'expansion tendineuse se soude de même à sa face profonde, à 1 centim. du bord externe de la rotule ; mais, tandis que les fibres de l'expansion tendineuse sont longitudinales, celles de l'aileron sont transversales. En résumé, en dehors de la rotule, à 1 centim. de cet os : aponévrose su-

perficielle ou fibres arciformes, expansion tendineuse quadricipitale, aileron externe et tenseur du fascia lata s'unissent et forment une seule couche aponévrotique très épaisse et très résis-
tante (6, fig. 2). Avec un peu de soin on peut très bien décou-
vrir ces fibres longitudinales qui renforcent le fascia lata et qui
recouvrent les fibres transversales appartenant à l'aileron externe ;
on peut bien voir aussi qu'elles émanent du vaste externe.

Côté antéro-interne. — Si en dehors les fibres de l'expansion
tendineuse sont en quelque sorte perdues dans l'épaisseur du
fascia lata, en dedans de la rotule au contraire l'expansion
tendineuse est plus nette ; son indépendance à l'égard de l'aponévrose qui la recouvre et de l'aileron interne qu'elle cache est
beaucoup plus marquée. De ce côté, l'expansion tendineuse provient du droit antérieur et surtout du tendon du vaste interne.
Sa face antérieure n'est pas, il est vrai, sans connexions avec
l'aponévrose d'enveloppe, mais l'adhérence entre ces deux couches
ne va pas comme en dehors jusqu'à l'union complète. De plus,
cette adhérence n'existe pas de haut en bas sur toute l'étendue
de cette région antéro-interne du genou : elle est assez marquée
en haut au-dessus de la rotule, elle est faible en face du bord
interne de cet os, mais devient intime au niveau du sommet de la
rotule. A ce niveau, aponévrose et expansion tendineuse réunies
recouvrent le bord antérieur du ligament latéral interne, sans y
adhérer ; elles vont se fixer à la tubérosité interne du tibia et se
continuer aussi en partie avec l'expansion aponévrotique du
couturier.

Ajoutons encore que, tandis qu'en dehors l'expansion tendineuse se soude au fascia lata à 1 centim. du bord externe de la
rotule, en dedans son adhérence à l'aponévrose se fait plus loin,
à 3 centim. environ du bord interne de cet os.

La face profonde de l'expansion tendineuse recouvre l'aileron
interne et le bord antérieur du ligament latéral interne : quelques fibres seulement l'unissent à l'aileron. Dans la fig. 2, 7′

nous représentons l'expansion tendineuse indépendante de l'aileron interne.

Sur la partie médiane. — L'expansion tendineuse est séparée
de l'aponévrose par la bourse séreuse prérotulienne. Elle recouvre
la rotule sans lui adhérer et est même séparée d'elle par une
autre bourse séreuse. Celle-ci occupe tantôt le milieu de la face
antérieure de la rotule, tantôt elle est plus rapprochée de son
bord supérieur, près de l'angle supéro-interne. Il n'est pas rare
de voir cette bourse séreuse communiquer par une ou plusieurs
ouvertures, arrondies ou en forme de fente, avec la bourse prérotulienne proprement dite (8, fig. 4). Au niveau du bord inférieur
de la rotule l'expansion tendineuse s'amincit et disparaît peu
à peu en se soudant aux fibres superficielles arciformes sur la
face antérieure du ligament rotulien.

Les ouvrages classiques ne mentionnent pas cette expansion
tendineuse quadricipitale. Cruveilhier cependant y fait une courte
allusion.—Nous en avons trouvé une description dans un journal
d'anatomie anglais, mais cette description diffère un peu de la
nôtre.

Cruveilhier (*Traité d'Anat.*, 1877, tom. I, pag. 736) a vu que
certaines fibres du tendon du triceps arrivent jusqu'au tibia ; il
semble n'avoir remarqué que celles qui viennent du vaste interne
et que, grâce à leur situation et à leur force, il considère comme
«une sorte de ligament latéral interne accessoire de l'articulation
du genou ». W. Roger Williams (*Journal of Anatomy and Physiology*, tom. XIV, pag. 181) décrit l'expansion tendineuse et la
fait provenir surtout du vaste externe. Il la considère comme
triangulaire, à direction oblique en bas et en dedans. Il dit
que le sommet du triangle dirigé en bas et en dedans se soude
à l'aponévrose et va se fixer avec elle à la patte d'oie et à la
tubérosité interne du tibia.

Les fibres qui constituent l'expansion tendineuse ont assez

souvent, en effet, une direction oblique en bas et en dedans, semblant converger vers la partie antéro-interne du genou, où l'expansion a toujours sa plus grande épaisseur ; mais, si l'on dissèque avec soin le fascia lata, dans la région antéro-externe, on y découvre facilement, doublant sa face profonde, les fibres longitudinales qui proviennent du tendon du vaste externe et qui représentent là l'expansion tendineuse soudée à l'aponévrose et à l'aileron externe. Et l'on voit aussi que de ce côté l'expansion tendineuse va avec le fascia lata se fixer à la tubérosité externe du tibia. — Ce n'est donc pas une simple lame venant du vaste interne et ressemblant à un ligament latéral interne accessoire, comme le dit Cruveilhier ; ce n'est pas non plus une lame triangulaire venant surtout du vaste externe et allant à la tubérosité interne du tibia ; c'est tout un plan aponévrotique qui recouvre toute la face antérieure du genou, plus distinct, il est vrai, en dedans et en avant qu'en dehors, où il est uni à la face profonde du fascia lata.

Si nous considérons l'aponévrose d'enveloppe et l'expansion tendineuse quadricipitale dans leur ensemble, nous voyons que ces deux plans aponévrotiques sont distincts au-devant de la rotule et soudés en grande partie tout autour de cet os, à une certaine distance de lui. Nous voyons, en outre, qu'au-devant de la rotule il y a deux loges distinctes, comprenant chacune une bourse séreuse (fig. 1, 2, 3, 4) qui peut communiquer avec la bourse voisine à travers l'expansion tendineuse (8, fig. 4). Ces deux loges sont plus étendues que la face antérieure de la rotule, puisque l'adhérence des plans aponévrotiques se fait au delà des bords de cet os. Le niveau de cette adhérence est moins éloigné de la rotule en dehors qu'en dedans.

Ces deux loges ne sont pas absolument closes. La première communique en haut avec l'espace sous-aponévrotique, au niveau du tendon du droit antérieur, et, sur le côté interne, avec le même espace sous-aponévrotique ; car, en ces deux régions, l'aponévrose n'adhère point ou adhère par quelques fibres seulement à l'expansion tendineuse.

La deuxième loge n'est pas, comme la précédente, ouverte en haut, au niveau du tendon du droit antérieur ; l'expansion tendineuse, qui la limite en avant, la ferme en haut en se détachant du tendon quadricipital (fig. 4). Mais cette loge communique, elle aussi, avec la région interne sous-aponévrotique le long du côté interne de la rotule (7', fig. 2).

Un abcès développé dans une de ces deux loges pourra s'étendre de l'une à l'autre, par communication des deux bourses séreuses. Il pourra aussi fuser en dedans jusque dans la région poplitée.

Tendon du quadriceps et ligament rotulien. — Le plan sous-jacent à l'expansion tendineuse quadricipitale est formé par le tendon quadricipital, la rotule, les ailerons et le ligament rotulien. — Le tendon du vaste interne et celui du vaste externe viennent se fixer à la moitié supérieure des bords latéraux de la rotule et atteignent cet os suivant une direction oblique. — Le tendon du droit antérieur aborde la rotule par sa base. Les fibres qui constituent ce tendon sont de trois ordres : les plus superficielles passent au-devant de la rotule sans se fixer sur elle et vont prendre part à la structure du ligament rotulien (4, fig. 4); d'autres passent aussi au-devant de la rotule et vont de même prendre part à la constitution du ligament rotulien, mais celles-ci adhèrent fortement, par leur face profonde, à la face antérieure de la rotule ; d'autres fibres plus profondes se fixent et se terminent à la base de cet os. Le ligament rotulien, en revanche, reçoit aussi un grand nombre de fibres qui n'ont aucun rapport de continuité avec le tendon quadricipital et partent du sommet de la rotule.

Dans son ensemble, le tendon quadricipital peut être considéré comme constitué par deux parties: l'une superficielle, largement étalée sous forme d'aponévrose puissante : l'expansion tendineuse quadricipitale ou *tendon accessoire* du quadriceps; l'autre sous-jacente, beaucoup plus forte et contenant la rotule dans son épaisseur : le tendon quadricipital proprement dit. Toutes deux vont se fixer au tibia en recouvrant et protégeant puissamment l'articulation du genou.

L'indépendance absolue de l'expansion tendineuse à l'égard de la rotule nous explique que, dans certains cas de fracture de cet os, quelques malades puissent encore étendre la jambe sans trop de douleur. Ils produisent ce mouvement par l'intermédiaire de l'expansion tendineuse seule.

Ailerons de la rotule. — Au-dessous de l'expansion tendineuse, de chaque côté de la rotule, partent de cet os des fibres qui se portent en rayonnant vers les parties latérales du genou. Elles constituent les ailerons de la rotule. Lorsqu'on dissèque rapidement, on a vite fait, en deux coups de scalpel, de fabriquer deux bandelettes fibreuses, qui représentent plus ou moins bien ces ailerons. Mais, lorsqu'on veut se rendre un compte exact de leur disposition, on s'aperçoit que la chose est moins aisée. Tout d'abord, avons-nous dit, l'expansion tendineuse, qui les recouvre, leur adhère et adhère surtout à l'aileron externe. C'est là une première difficulté. On peut, il est vrai, séparer assez facilement l'aileron interne de l'expansion tendineuse ; mais, en dehors, cette séparation complète est impossible, car aponévrose, expansion tendineuse et aileron externe (6, fig. 2) se soudent de la façon la plus intime à la face profonde du fascia lata, à peu de distance de la rotule. Aussi l'aileron externe est-il peu étendu : à peine parti de la rotule, il se fixe au fascia lata.

Les ailerons de la rotule ne constituent pas une simple bande fibreuse plus ou moins étroite de chaque côté de la rotule, mais forment un véritable plan fibreux qui part en rayonnant de tout le long des bords latéraux de la rotule. Dans le quart supérieur de ces bords se fixent les tendons du vaste interne et du vaste externe ; à leur niveau, les ailerons sont soudés à la face profonde de ces tendons (fig. 1) et ne sont visibles qu'en dehors d'eux. Mais, dans la moitié inférieure des bords de la rotule, les ailerons ne sont plus recouverts par ces tendons, et leurs attaches à cet os sont bien nettes.

L'aileron interne, bien plus faiblement uni à l'expansion tendineuse que l'externe, est aussi beaucoup plus étendu'que lui et se prolonge en dedans sur la face interne du condyle interne. Il se fixe sur ce condyle suivant une ligne qui part du tubercule du grand adducteur, passe par la tubérosité du condyle interne et descend le long du bord antérieur du ligament latéral interne. Les fibres qui vont au tubercule du grand adducteur et celles qui vont à la tubérosité du condyle interne ont une direction horizontale ; ces dernières forment la partie la plus épaisse de l'aileron. Les fibres inférieures qui partent de la partie inférieure du bord interne de la rotule sont obliques en bas et en dedans et vont se fixer sur le ligament latéral interne, rendant ainsi mal définie en haut la limite du bord antérieur de ce ligament.

Outre ces fibres horizontales qui vont de la rotule au fascia lata en dehors, à la tubérosité du condyle interne et au ligament latéral interne en dedans, les ailerons de la rotule présentent dans leur structure des fibres longitudinales. Ces fibres se détachent des tendons du vaste externe et du vaste interne au moment où les ailerons se dégagent de leur face profonde.

Si, rabattant ces ailerons vers la rotule, on veut étudier leur face profonde, on voit qu'ils recouvrent les culs-de-sac latéraux de la synoviale. Ils glissent sur eux dans la plus grande étendue ; mais, tout près de la rotule, on voit se détacher de la face profonde de ces ailerons des fibres qui vont doubler les culs-de-sac de la synoviale auxquels elles adhèrent intimement. Il y a là, en effet, une autre couche de fibres plus profonde, partant de la rotule et recouvrant directement les culs-de-sac de la synoviale; ce plan, que nous allons décrire dans le paragraphe suivant, est celui de la capsule articulaire.

En résumé, les ailerons de la rotule ont des limites mal

définies. Ils sont constitués par des fibres qui rayonnent des côtés de la rotule vers les parties latérales du genou. L'externe, très court, se perd presque aussitôt dans la face profonde du fascia lata ; l'interne, plus long, se fixe de haut en bas au tubercule du grand adducteur, à la tubérosité du condyle interne et au ligament latéral interne.

On nous permettra de ne décrire ni les ligaments latéraux ni le ligament postérieur[1] de l'articulation, la description de ces ligaments étant bien faite partout. Nous aurons d'ailleurs, dans le paragraphe suivant, l'occasion d'insister sur les rapports de ces ligaments avec les parties qu'ils recouvrent.

CAPSULE ARTICULAIRE.

Lorsqu'on a disséqué une articulation du genou avec soin, on s'aperçoit qu'il existe autour de cette articulation, outre les ligaments généralement décrits, une enveloppe fibreuse semblable aux capsules articulaires.

Si l'on sectionne les muscles qui peuvent agir sur le genou, les ligaments latéraux, antérieur, postérieur et les ligaments croisés, on constate que les surfaces articulaires ne restent plus en contact ; cependant, si le membre inférieur est pendant, la jambe ne se détache pas et reste attachée au fémur par une enveloppe fibreuse péri-articulaire, une capsule.

Cette capsule ne constitue qu'un faible moyen d'union pour les surfaces articulaires.

Elle sert surtout à doubler et à protéger la synoviale à laquelle elle adhère intimement, mais elle joue aussi un rôle assez important à l'égard des cartilages semi-lunaires, auxquels elle adhère en passant au niveau de leur face convexe. Son épaisseur et sa laxité sont variables suivant les sujets.

Les traités classiques d'anatomie ne donnent pas de descrip-

[1] Voir : POIRIER, *Contribution à l'anatom. du genou*, 1886 ; et SAPPEY, *Anat. descript.* 4e édit., tom. I, pag. 699.

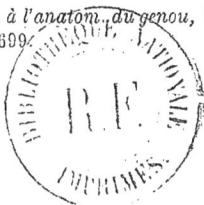

tion de cette capsule. La plupart n'en mentionnent que certaines parties, les plus épaisses. Ce sont, en arrière, la coque fibreuse des condyles ; en bas, les ligaments coronaires qui réunissent le pourtour des cartilages semi-lunaires au tibia. Coque fibreuse des condyles et ligaments coronaires ne sont que des parties plus fortes de la capsule périarticulaire. Morel et Duval (*Manuel de l'Anatomiste*) sont les seuls qui décrivent une enveloppe fibreuse complète autour de l'articulation du genou. — Nous avons porté notre attention sur cette partie de l'anatomie et nous allons résumer le résultat de nos recherches. Notre description différera un peu de celle de Morel et Duval : comme on le verra, en effet, nous considérons la capsule comme étant interrompue en arrière au niveau de l'espace intercondylien, entre les deux ligaments croisés.

Trois os concourent à former l'articulation du genou : la capsule prend ses insertions sur ces trois os. Nous devons la considérer en avant, sur les côtés et en arrière.

En avant. — Lorsqu'on rabat vers la ligne médiane les ailerons de la rotule, on découvre les culs-de-sac antérieurs de la synoviale, et, tout près de la rotule, on voit, comme nous l'avons dit, des fibres qui se séparent de la face profonde de l'aileron correspondant au point d'implantation de cet aileron sur le bord de cet os. Ces fibres font partie de la capsule ; elles rayonnent des bords de la rotule vers les condyles, doublent la synoviale, lui adhèrent intimement et vont se fixer aux condyles fémoraux un peu au delà de la limite de leur surface cartilagineuse.

Du sommet de la rotule partent aussi des fibres capsulaires qui se portent en bas vers le rebord antérieur du tibia. Mais ici on ne se rend bien compte de la disposition de la capsule qu'après des dissections répétées. Il y a en effet le bourrelet adipeux qui déroute tout d'abord. Cependant, si on a la patience de suivre les tractus fibreux qui cloisonnent ce bourrelet et si on en enlève la graisse peu à peu et par petites portions, on s'aperçoit que ces tractus font partie de la capsule.

Le paquet graisseux n'est autre chose qu'une partie de la capsule, dont les fibres constitutives ont été écartées par l'interposition de lobules graisseux. Ce bourrelet est situé derrière la partie supérieure du ligament rotulien, entre la rotule et le tibia ; sa face profonde est tapissée par la synoviale qui lui adhère. Il comble l'espace que les surfaces articulaires laissent en avant d'elles, derrière le ligament rotulien ; il augmente, par ses bosselures, la surface de la synoviale, et par son volume il amortit les chocs qui peuvent porter sur la partie antérieure du genou. Sa disposition nous permet de lui considérer un corps ou partie moyenne et 4 prolongements : 2 latéraux, 1 supérieur et 1 inférieur.

La partie moyenne est fixée par les tractus fibreux qui la cloisonnent au bord inférieur de la rotule et au rebord antérieur du plateau tibial ; cette partie adhère aussi, en avant, au ligament rotulien, et, en arrière, au ligament transverse ou jugal et à la synoviale. Très souvent de sa face profonde part un tractus fibro-graisseux, mince, qui se coiffe de la synoviale et va, en s'effilant, se fixer au fémur, à la partie la plus antérieure de l'échancrure intercondylienne (ligament muqueux ou adipeux) (6, fig. 4).

Les prolongements latéraux débordent d'un travers de doigt les côtés du ligament rotulien et adhèrent à la partie antérieure du bord convexe du ligament semi-lunaire.

Le prolongement inférieur s'insinue entre le tibia et le ligament rotulien jusqu'au niveau de la partie moyenne de ce dernier. Il refoule la bourse sous-rotulienne, qui se laisse un peu déprimer par lui (7, fig. 4).

Le prolongement supérieur (9, fig. 4) se détache de la face profonde du corps du paquet adipeux. Sous forme de languette il s'insinue entre la rotule et la partie antérieure de la gorge de la poulie fémorale en soulevant la synoviale, qui le tapisse de tous côtés et lui adhère intimement.

Ce prolongement supérieur, épais d'environ 1 centim. à sa base, et large de 2 centim. présente une extrémité supérieure, libre dans l'articulation, convexe et très mince.

Si l'on ouvre le sac synovial par sa face antérieure, si l'on renverse de haut en bas la rotule et la capsule et qu'on fléchisse alors fortement le tibia sur le fémur, on voit en arrière de la capsule, de chaque côté de la rotule, un pli saillant, en forme de croissant ou *aile*.

Morris (*Anatomy of the Joints*) les décrit sous le nom de *ligaments alaires*. Leur bord libre, mince et concave, se recourbe en bas et en arrière et aboutit au *ligament muqueux*.

Ces ligaments alaires ne sont que deux simples replis de la membrane synoviale et méritent mieux le nom de *replis alaires* (23, fig. 1. — 27, fig. 2).

Sur les côtés de l'articulation, la capsule sous-jacente aux ligaments latéraux s'étend des condyles au rebord du plateau tibial. Elle est en rapport intime avec les fibro-cartilages semi-lunaires, et c'est à leur niveau qu'elle est le plus épaisse.

Côté interne. — La capsule est constituée par des fibres qui prennent leur insertion à 1 centim. au-dessus de la face cartilagineuse du condyle interne et suivant une ligne convexe en bas comme la surface articulaire. Le ligament latéral interne la recouvre et lui adhère. Les fibres qui la constituent ont une direction rayonnée en bas vers le rebord du plateau tibial ; les plus profondes adhèrent intimement au cartilage semi-lunaire interne. La disposition rayonnée de ces fibres est surtout visible chez les sujets dont la capsule est épaisse et serrée ; elle est rendue plus évidente si on porte le tibia en rotation externe ; ces fibres se tendent alors, et trois fois il nous est arrivé, en exagérant ce mouvement de rotation, d'arracher leur insertion supérieure qui entraîna avec elle un petit fragment d'os. D'autres fois, dans ce même mouvement, les insertions de la capsule au tibia ou au cartilage se déchiraient, tandis que ses insertions au condyle résistaient.

Les deux petits culs-de-sac que la synoviale forme au-dessus et au-dessous du cartilage semi-lunaire interne sont adhérents à la capsule. La capsule adhère en outre à la face profonde du ligament latéral interne. Une dissection assez facile permet cependant de voir ce qui appartient à l'un et à l'autre. — La partie de la capsule qui s'étend du cartilage semi-lunaire au tibia, plus épaisse que celle qui s'étend entre le même cartilage et le condyle fémoral, est appelée ligament coronaire.

Coté externe. — La disposition de la capsule change un peu à cause de la présence du tendon du muscle poplité à ce niveau. Ce muscle, qui en bas s'insère à la face postérieure du tibia, se dirige très obliquement en haut et en dehors vers la face externe du condyle fémoral externe. Il s'insère sur ce condyle au fond d'une gouttière située au-dessous de sa tubérosité. Cette insertion se fait par un tendon légèrement aplati, large d'environ 1 centim. et long de 4 centim. Ce tendon passe sous le ligament latéral externe, dont il est séparé par une bourse séreuse et un petit paquet adipeux chez les sujets gras. La face profonde de ce tendon glisse contre la face postéro-externe du plateau tibial, contre le bord convexe du fibro-cartilage externe et atteint enfin la rainure du condyle, au fond de laquelle il se fixe. Que devient la capsule au niveau de ce tendon ? Elle manque ou plutôt elle est représentée par le tendon lui-même dont les côtés se continuent avec elle.

En avant et en arrière du tendon du poplité, la capsule adhère au cartilage semi-lunaire externe. La partie de la capsule qui s'étend du cartilage semi-lunaire externe au tibia est encore appelée ligament coronaire. Au niveau du tendon, la capsule, représentée par ce tendon lui-même, glisse contre le cartilage semi-lunaire et en est séparée par un cul-de-sac de la synoviale, quelquefois même par deux, l'un supérieur, venant de la synoviale qui s'étend du cartilage semi-lunaire au condyle fémoral, l'autre inférieur, venant de la synoviale qui s'étend de la face inférieure du cartilage semi-lunaire au tibia. Ce dernier se prolonge toujours en arrière sous la face profonde du tendon du poplité, à travers un orifice de la capsule.

Le cul-de-sac supérieur, moins développé que l'inférieur, se prolonge entre le tendon et le bord convexe du fibro-cartilage jusqu'au niveau de la lèvre inférieure de ce bord. Les rapports de ces deux culs-de-sac entre eux sont d'ailleurs variables. Tantôt ils sont indépendants et simplement accolés, formant un repli synovial, une sorte de mésotendon qui relie le poplité à la lèvre inférieure du bord convexe du fibro-cartilage, tantôt ils communiquent largement, avec ou sans vestiges de cloisonnement ; cette disposition est la plus fréquente.

Nous considérons le tendon du muscle poplité comme faisant partie de la capsule, au même titre qu'une grande partie du tendon du sus-épineux fait partie de la capsule de l'articulation scapulo-humérale. — Remarquons toutefois qu'il n'adhère pas au fibro-cartilage externe comme le reste de la capsule (8, fig. 3).

Au moment où le tendon du poplité vient ainsi faire partie de la capsule, nous avons toujours vu se détacher à angle aigu, de son bord inférieur, un faisceau fibreux épais. Long de 1 centim. 1/2, large de 5 millim., ce faisceau double la capsule et se prolonge sur la tête du péroné, où il se fixe. Ce n'est autre chose qu'une portion du tendon du poplité, qui, au lieu d'aller se continuer avec la partie charnue de ce muscle, va s'attacher au péroné. Situé plus profondément que le ligament latéral externe, et dans un plan un peu plus postérieur, ce faisceau tendineux représente un véritable *ligament latéral externe profond*. — Mais déjà ici, au niveau de ce ligament latéral externe profond, nous sommes à la limite de la région postérieure, et il nous reste à envisager la capsule dans cette partie.

Face postérieure.— En arrière, la disposition de la capsule est un peu plus compliquée, et l'on ne s'en fait une idée exacte qu'après plusieurs dissections attentives. Après avoir incisé longitudinalement, en suivant la ligne médiane, le ligament postérieur, on dissèque aussi loin que possible chacune de ses deux moitiés, en rabattant l'une à droite, l'autre à gauche. On voit alors, au-dessous de ce ligament postérieur, de la graisse, qui s'enfonce dans la profondeur de l'échancrure intercondylienne jusqu'au niveau des ligaments croisés : il faut enlever cette graisse avec soin.

Considérons les différentes parties de l'articulation. Nous avons du côté du fémur deux saillies arrondies et proéminentes en arrière : les deux condyles ; entre ces deux condyles, l'échancrure intercondylienne ; dans cette échancrure, les ligaments croisés. Du côté du tibia, nous avons la face postérieure du plateau du tibia et dans l'interligne articulaire se trouvent les cartilages semi-lunaires. Au niveau de ces diverses parties, la capsule se moule sur elles, se soulevant au niveau des saillies et s'enfonçant dans les dépressions.

En bas sur le tibia, elle s'insère suivant une ligne brisée dont la moitié interne correspond au rebord du plateau tibial jusqu'au bord interne de l'extrémité inférieure du ligament croisé postérieur. Sa moitié externe descend plus bas sur le tibia et se fixe sur une ligne oblique, qui va du bord externe du ligament croisé postérieur à la tête du péroné. C'est cette portion qui est d'abord recouverte par le tendon du poplité, avant que ce tendon se soude à la capsule. La synoviale se prolonge sous cette portion de la capsule, en arrière du tibia, et forme un cul-de-sac rétro-tibial qui communique largement avec le cul-de-sac qu'elle envoie sous le tendon du muscle poplité. Très souvent aussi, ce cul-de-sac rétro-tibial, qui va, comme la capsule, jusqu'au péroné, communique avec l'articulation péronéo-tibiale.

En haut, la capsule prend insertion sur le fémur au-dessus

des condyles, de *chaque côté de l'échancrure intercondylienne*. Si nous la suivons de haut en bas, nous la voyons, très épaisse au niveau des condyles, se mouler sur ces condyles ; puis, plus lâche et plus mince, adhérer au-dessous d'eux à la partie postérieure des cartilages semi-lunaires ; enfin, de ces derniers, se porter sur le tibia, où elle se fixe suivant la ligne brisée que nous avons indiquée.

Si nous suivons la capsule des côtés vers la région médiane, nous voyons qu'elle ne passe pas comme un pont en arrière de l'échancrure intercondylienne, mais qu'elle s'invagine et va se fixer sur le côté externe (par rapport à l'axe de l'articulation) de chacun des deux ligaments croisés.

De telle sorte qu'entre ces deux ligaments la capsule est interrompue. Suivant chacun de ces ligaments, elle se fixe en bas à la ligne interglénoïdienne du tibia. — Si l'on réfléchit à la disposition des ligaments croisés, on verra que la capsule forme ainsi deux lames dont chacune recouvre un des deux culs-de-sac que la synoviale envoie en arrière, de chaque côté de ces ligaments ; on verra aussi que la lame externe va profondément en bas jusqu'à l'insertion du ligament croisé antérieur en avant de l'épine du tibia, tandis qu'elle s'arrête en haut près du rebord postérieur articulaire du condyle externe, au niveau de l'insertion supérieure de ce même ligament. La lame interne, au contraire, s'arrête en bas au rebord postérieur du plateau tibial au niveau de l'insertion inférieure du ligament croisé postérieur, tandis qu'en haut elle s'enfonce, comme l'insertion supérieure de ce même ligament croisé postérieur, jusqu'à la partie antérieure de l'échancrure intercondylienne. En un mot, le bord profond de chacune de ces deux lames suit un ligament croisé, s'y fixe et affecte les mêmes rapports que lui.

Entre ces deux lames se trouve un paquet adipeux qui les recouvre. Ce paquet adipeux s'enfonce entre les ligaments croisés, et, comme la capsule manque entre ces deux ligaments,' sa partie profonde est tapissée directement par la synoviale.

Les figures schématiques 1, 2, 3 représentent des coupes horizontales antéro-postérieures de l'articulation à différentes hauteurs et montrent la disposition que nous décrivons.

Dans cette région postérieure, la capsule offre une épaisseur assez considérable au niveau des condyles ; c'est la portion connue sous le nom de coque ou capsule fibreuse des condyles. La coque externe donne insertion au plantaire grêle et se soude au tendon du jumeau externe. La coque fibreuse interne se soude aussi au tendon du jumeau interne, elle présente un orifice qui, vu de l'intérieur de l'articulation, a la forme d'une fente transversale. Par cet orifice passe un cul-de-sac synovial qui se prolonge sous le tendon du jumeau interne. Deux fois nous avons vu ce cul-de-sac communiquer avec la bourse séreuse qui est entre le jumeau et le demi-membraneux (25, fig. 2).

Les coques fibreuses des condyles sont, avec les parties de la capsule sous-jacentes aux ligaments latéraux, les parties les plus épaisses de la capsule articulaire ; les autres parties sont assez minces, on les rend plus nettes en injectant l'articulation avec du suif coloré et en la laissant séjourner vingt-quatre heures dans l'alcool. La capsule, distendue par l'injection, durcit sous l'action de l'alcool, et ses fibres apparaissent plus blanches, plus évidentes et se prêtent beaucoup plus facilement à la dissection.

En résumé, l'articulation du genou possède une capsule articulaire très adhérente à la synoviale. Cette capsule s'insère en haut sur le pourtour des condyles, suivant une ligne à concavité supérieure ; le point le plus inférieur de cette ligne est situé immédiatement au-dessous des tubérosités interne et externe de ces condyles. En bas, elle s'insère sur le rebord du plateau tibial sauf à la partie postéro-externe, où elle se prolonge jusqu'à la tête du péroné ; en avant, elle se fixe sur la rotule ; en arrière (ligne médiane), sur les ligaments croisés. Le bourrelet adipeux sous-rotulien est contenu dans l'épaisseur de la capsule dont les fibres sont, à son niveau, disposées en réseau à larges mailles.

Au niveau de l'interligne articulaire, la capsule adhère au bord convexe des cartilages semi-lunaires et est plus épaisse au-dessous de ces cartilages qu'au-dessus d'eux. Le cartilage semi-lunaire externe adhère moins à la capsule que l'interne, à cause du cul-de-sac que la synoviale envoie sous le tendon du muscle poplité. La capsule adhère encore à la moitié supérieure du ligament latéral interne, une bourse séreuse la sépare au contraire du ligament latéral externe.—En arrière, en s'enfonçant vers les ligaments croisés, elle limite un espace rempli de tissu adipeux. Elle manque entre les deux ligaments croisés, et à ce niveau ce tissu adipeux est tapissé directement par la synoviale articulaire.

L'interruption de la capsule qui existe entre les deux ligaments croisés n'est pas la seule, la capsule est aussi ouverte entre le fémur et le bord supérieur de la rotule. Il y a là un grand orifice à travers lequel la synoviale envoie un vaste cul-de-sac sous-quadricipital, pouvant remonter de 5 à 6 centim. sur la face antérieure du fémur. Ce cul-de-sac présente un cloisonnement en forme de diaphragme (S fig. 4), vestige d'une séparation primitive. Chez le fœtus, en effet, la bourse sous-quadricipitale est indépendante. Plus tard, une communication s'établit entre elle et la synoviale articulaire.

Quelquefois, l'orifice de communication est étroit, mais le plus souvent il est large ; cet orifice peut manquer aussi, et sur trois sujets nous avons trouvé une indépendance complète de la bourse sous-quadricipitale. La capsule présente encore d'autres orifices, à travers lesquels passent des culs-de-sac de la synoviale sous le jumeau interne et sous le poplité.

LIGAMENTS CROISÉS

Les ligaments croisés sont deux forts trousseaux fibreux, étendus de l'échancrure intercondylienne à la ligne interglénoïdienne. On les appelle antérieur et postérieur par rapport à leurs insertions sur le tibia, l'un s'insérant en avant, l'autre en arrière de l'épine de cet os. Les Anglais les désignent sous les noms de ligament croisé externe et de ligament croisé interne, par rapport à leur insertion sur l'un ou l'autre des condyles fémoraux.

Le ligament croisé antérieur s'insère en haut dans la partie la plus postérieure de l'échancrure intercondylienne le long du bord interne de la surface articulaire du condyle externe. Cette insertion se fait suivant une ligne légèrement courbe comme le rebord articulaire du condyle lui-même, mais, vue dans son ensemble, on peut dire que cette ligne est verticale dans la station debout (A E *p* fig. 5). Elle a une étendue de deux centimètres.
— L'insertion inférieure se fait sur le bord antérieur de l'épine du tibia et sur la ligne interglénoïdienne en avant de cette épine. Elle a aussi deux centimètres d'étendue. Elle est antéro-postérieure et un peu inclinée en avant à cause de la pente du bord antérieur de l'épine du tibia. Le point le plus antérieur de cette insertion est distant de douze millimètres environ du rebord antérieur du plateau tibial. La corne antérieure du cartilage semi-lunaire externe se fixe sur le tibia en dehors de l'insertion inférieure du ligament croisé antérieur, les fibres de l'un et l'autre s'entre-croisent un peu au niveau de cette insertion, ce qui donne à ces attaches un peu plus de résistance. Mais, nous n'avons jamais vu le faisceau, mentionné par les auteurs, faisceau que la corne antérieure du cartilage semi-lunaire externe enverrait au condyle externe, le long du ligament croisé antérieur. Il nous semble que ce faisceau n'est autre chose qu'un repli formé par

la synoviale en passant du cartilage semi-lunaire sur le ligament croisé. — Le côté antérieur du ligament croisé antérieur est formé par des fibres qui viennent du point le plus élevé de son insertion supérieure et qui vont à la partie la plus antérieure de son insertion inférieure. — Le côté postérieur, plus mince, est formé par les fibres qui viennent de la partie la plus inférieure de l'insertion supérieure et qui vont à la partie la plus postérieure de l'insertion inférieure, sur l'épine même du tibia. — Le côté externe donne insertion à la capsule (fig. 1, 2, 3,) ; le côté antérieur est tapissé par la synoviale articulaire ; le côté postérieur est recouvert par le paquet adipeux postérieur, et ce même paquet adipeux sépare son bord interne du bord externe du ligament croisé postérieur.

Le *ligament croisé postérieur* s'insère, en haut, dans la partie la plus antérieure de l'échancrure intercondylienne, au-dessus du rebord articulaire du condyle interne, sur une étendue de deux centimètres. La direction de cette insertion est horizontale dans la station debout. En bas, ce ligament s'insère dans une échancrure que présente le bord postérieur du plateau tibial à l'extrémité postérieure de la ligne interglénoïdienne. Cette insertion est un peu moins large que l'insertion supérieure et n'a guère que 13 millim. d'étendue. Elle n'est pas exactement sur le prolongement de la ligne médiane interglénoïdienne : cette ligne prolongée laisserait en dehors d'elle la majeure partie de cette insertion inférieure du ligament croisé postérieur. — La face postérieure de ce ligament est croisée obliquement par un faisceau de fibres (*ligamentum cruciatum tertium* de Robert), qui partent de la partie la plus postérieure de l'insertion de ce ligament au condyle interne et qui vont se fixer au bord convexe du cartilage semi-lunaire externe. — Une fois nous avons trouvé une autre bandelette, un peu plus mince, croisant obliquement la face antérieure du ligament croisé postérieur et allant aussi au cartilage semi-lunaire externe. Elle venait de la partie la plus antérieure de l'insertion supérieure du ligament croisé postérieur. — Tandis que le ligament croisé antérieur est arrondi en son milieu et évasé à ses deux extrémités, le ligament croisé postérieur présente son minimum de largeur au niveau de son insertion inférieure (13^{mm}) et va en s'élargissant jusqu'au condyle interne, où l'étendue de cette insertion est de deux centimètres. — Le bord interne du ligament croisé postérieur donne insertion à la capsule (fig. 1, 2, 3,). Sa face antérieure est tapissée par la synoviale dont un petit cul-de-sac (fig. 3) la sépare, en bas, de la corne postérieure du ligament semi-lunaire interne ; sa face postérieure est recouverte par le paquet adipeux postérieur, et son côté externe est séparé du ligament croisé antérieur par ce même paquet adipeux.

Si l'on réfléchit à la disposition des insertions de chacun de ces ligaments, on voit que le ligament croisé antérieur est oblique de bas en haut, d'avant en arrière et de dedans en dehors ; que le postérieur, au contraire, est oblique de bas en haut, d'arrière en avant et de dehors en dedans ; les deux ligaments se croisent comme les deux branches d'un X.

On a donné les deux formules AE, PI comme moyen mnémotechnique facile pour retenir les insertions des ligaments croisés. A et P représentent les insertions en avant et en arrière de l'épine du tibia, E et I les insertions aux condyles externe et interne. Mais ces deux formules sont incomplètes ; il faut savoir aussi en quel point de chaque condyle les ligaments s'insèrent et se rappeler que, dans l'extension, l'insertion supérieure du ligament croisé antérieur est verticale et que celle du postérieur est horizontale. Le mécanisme de l'articulation (flexion et extension) dépend surtout, en effet, de la disposition de ces insertions, comme nous le verrons plus loin. Or, quand on a étudié, même très attentivement, ces insertions, on en oublie assez vite les rapports exacts. On se rappelle bien que l'insertion supérieure de l'un des ligaments se fait à la partie la plus reculée d'un condyle, et que l'insertion de l'autre se fait au contraire à la partie la plus antérieure de l'autre condyle ; on se souvient aussi que dans l'extension l'une de ces insertions supérieures des ligaments croisés se fait suivant une ligne verticale et l'autre suivant une ligne horizontale ; mais, si l'on veut préciser, si l'on veut dire quel est le ligament croisé qui s'insère à la partie la plus reculée du condyle et quel est celui dont l'insertion est verticale, on a souvent de la peine et l'on confond. Aussi avons-nous essayé de compléter les deux formules et de les remplacer par deux autres, un peu plus compliquées, il est vrai, mais qui donnent les rapports exacts de ces insertions.

On sourit toujours à l'idée d'une formule anatomique ; ces formules sont toutes bizarres, parfois même difficiles à retenir. Aussi ne manque-t-on pas de faire observer qu'on a plus vite fait d'apprendre la question elle-même que de chercher à en retenir la formule. L'objection est exacte, mais, à cela près que, si la question est un peu délicate, on peut l'oublier facilement ; tandis que la formule, une fois bien conçue, s'oublie moins vite. D'ailleurs, on est toujours heureux d'avoir un moyen mnémotechnique pour aider la mémoire. Si bizarre que soit une formule, on l'apprend volontiers, et souvent on en reconnaît l'utilité. Le moyen mnémotechnique que nous allons donner n'est pas plus simple que beaucoup d'autres, nous le reconnaissons d'avance, mais il nous a été à nous-même bien souvent d'une grande utilité pour nous rappeler les insertions exactes des ligaments croisés et nous serons satisfait s'il peut aussi servir à notre lecteur.

Voici comment nous construisons ces deux formules. Nous supposons connues les formules primitives AE, PI. Nous supposons aussi qu'on sache que l'une des insertions se fait, dans l'échancrure intercondylienne, à la partie postérieure d'un condyle, et l'autre à la partie antérieure de l'autre condyle ; que, de plus, dans l'extension l'une est horizontale, l'autre verticale, mais sans qu'on puisse préciser :

1° Pour indiquer la situation de chaque insertion supérieure, il suffit d'ajouter à la formule de chaque ligament la première lettre de la formule de l'autre. Nous avions primitivement AE, PI. Nous aurons AE p et PI a.

2° Pour se rappeler laquelle des deux insertions supérieures est verticale et laquelle est horizontale dans l'extension du membre, on prend la première lettre des deux mots *vertical* et *horizontal*, et on ajoute chacune d'elles à une formule correspondante. Comment savoir si c'est v ou h qui doit aller dans la première ou la seconde formule ? On se laissera guider par l'ordre alphabétique. Ainsi, dans l'alphabet, la lettre h vient après a et la lettre v après p. On mettra h dans la formule qui se termine déjà par a et v dans celle qui se termine par p.

Nous avons ainsi les formules définitives : AE pv et PI ah.

LIGAMENT CROISÉ ANTÉRIEUR = AE pv.

A = Insertion inférieure en *Avant* de l'épine du tibia.
E = Insertion supérieure au condyle *Externe*.
p = Insertion à la partie la plus *postérieure* de ce condyle externe.
v = Cette insertion se fait suivant une ligne *verticale* dans l'extension.

LIGAMENT CROISÉ POSTÉRIEUR = PI ah.

P = Insertion inférieure au rebord *Postérieur* du plateau tibial.
I = Insertion supérieure au condyle *Interne*.
a = Insertion à la partie la plus *antérieure* de ce condyle interne.
h = Cette insertion supérieure est *horizontale* dans l'extension.

MÉCANISME DES LIGAMENTS CROISÉS.

Après avoir disséqué les ligaments croisés, si on examine comment ils se comportent l'un et l'autre dans l'extension et dans la flexion, on voit que dans :

Extension.... = CA¹ est fortement tendu ; CP est relâché.
Flexion à 20° = CA commence à se relâcher ; CP commence à se tendre.
Flexion à 90° = CA est relâché ; CP est tendu.
Flexion à 130° = CA est relâché ; CP est fortement tendu.

Ainsi, pour passer de l'extension à la flexion, les fibres des ligaments croisés se tendent *successivement* en commençant par celles de l'antérieur et finissant par celles du ligament croisé postérieur.

Dans les mouvements de flexion et d'extension, le fémur roule et glisse en même temps sur le tibia. Ce glissement combiné au roulement est dû à la tension *successive* des fibres des deux ligaments croisés. Cette action des ligaments croisés a été bien vue par les frères Weber : « Les ligaments croisés, disent-ils, sont partiellement tendus, tant dans la flexion que dans l'extension. Dans ces deux mouvements, ils obligent les condyles du fémur à rouler sur la surface du tibia et, quand la flexion ou l'extension demeure la même, ils empêchent le fémur de se déplacer sur cette surface. » (In *Encyclopédie anatomique*, traduite par Jourdan, tom. I, pag. 352.)

Nous avons essayé de schématiser, dans les fig. 5 et 6, les diverses positions des insertions supérieures des ligaments croisés dans les divers mouvements de flexion. Dans la fig. 5, nous représentons par un double trait le fémur dans l'extension : par de petits traits le fémur en flexion sur la jambe d'environ 40°. ; et, par un pointillé, le fémur dans un même degré de flexion de 40°. Ce pointillé représente le fémur dans le rapport qu'il affecterait avec le tibia, si le condyle roulait seulement sur le tibia sans glisser en même temps sur lui. On sait que l'étendue antéro-postérieure de la surface articulaire des condyles est beaucoup plus grande que celle du plateau tibial. Si le fémur roulait seulement sur le tibia, comme la roue d'une voiture sur le sol, chaque degré de rotation mettrait en contact deux points

¹ C A = ligament croisé antérieur ; C P = ligament croisé postérieur.

du fémur et du tibia toujours nouveaux. Et comme l'étendue
de la surface articulaire du condyle est beaucoup plus grande
que celle de la cavité glénoïde, il arriverait bientôt que le contact entre les surfaces articulaires se ferait au niveau du rebord
postérieur du plateau tibial, hors de la cavité glénoïde. C'est ce
que représente le pointillé : le fémur est représenté en contact
avec le bord supérieur du cartilage semi-lunaire. Que dans cette
position la flexion devienne un peu plus prononcée, et le condyle passera derrière le tibia. C'est ce qui arriverait si le condyle
roulait sans glisser en même temps sur le tibia. Mais cela n'a
point lieu, grâce à la disposition des ligaments croisés qui, étant
toujours en partie tendus, obligent les condyles à rester en contact avec les cavités glénoïdes et à glisser en roulant sur elles.
Ce mouvement est semblable à celui qu'exécute une roue qui
tourne lorsque son centre de circonférence est fixe et immobile :
la roue tourne sur place en glissant sur un point du sol toujours
le même. Cette comparaison est vraie, mais n'est pas absolument exacte, car, lorsque le condyle roule et glisse sur le tibia,
le point de contact des deux os n'est pas toujours le même ; ce
point devient un peu plus postérieur à mesure que la flexion
augmente, cependant il reste toujours dans l'articulation. Dans
la fig. 5, c représente le point de contact dans l'extension, c' dans
la flexion.

Dans la flexion, le condyle : 1° *tourne autour de son propre
axe*; 2° *tourne en glissant sur le tibia*; 3° tourne, glisse et *se déplace
aussi un peu en arrière*. Le premier de ces mouvements, la
rotation du condyle autour de son axe, est dû à l'action musculaire; le deuxième, rotation avec glissement, est dû à l'action
des ligaments croisés; le troisième, déplacement du point de
contact des surfaces articulaires, est dû à la forme spiroïde de
la surface articulaire des condyles.

Rotation avec glissement. — Ce mouvement est commandé
par le ligament croisé antérieur au début de la flexion et par le

ligament croisé postérieur dans le reste de l'étendue de cette flexion. Considérons en effet la fig. 5 : la distance qui sépare A (insertion inférieure du ligament croisé antérieur) de AEp (insertion supérieure) est à son maximum pendant l'extension : le ligament croisé antérieur est tendu et maintient le condyle sur le plateau tibial. Si celui-ci roule, il est obligé de tourner sur place, c'est-à-dire de glisser sur le tibia. Dans ce mouvement, AE p s'abaisse, se rapproche de A, et le ligament croisé antérieur se relâche. Dès lors le ligament CA n'intervient plus et c'est le ligament CP qui dans le reste de la flexion oblige le condyle à glisser en roulant sur le tibia. Dans l'extension, en effet, PI a (insertion supérieure du ligament CP) occupe le point le plus rapproché de P ; le ligament CP est relâché. Dès que le ligament CA se détend, c'est-à-dire quand la flexion commence, PI a s'éloigne de P : le ligament CP se tend, et il se tend de plus en plus à mesure que la flexion augmente. Bientôt cette tension atteint son maximum, arrête la flexion et empêche la face postérieure du tibia de venir au contact du fémur. — Le ligament CA par sa tension maximum pendant l'extension concourt de même à limiter l'extension du membre.

Si l'on considère la fig. 6, on voit que dans la flexion à angle droit la distance qui sépare PI a de P est plus grande que celle qui les sépare dans l'extension (fig. 5). C'est que le ligament CP se tend dans la flexion.

Dans la même fig. 6, on voit que, dans la flexion extrême du fémur représenté par de petits traits, PI a est encore un peu plus éloigné de P que dans la flexion à angle droit : dans cette position, le ligament CP est tendu au maximum, il limite la flexion.

Le pointillé, dans la fig. 6, montre le condyle à cheval sur le bord supérieur du cartilage semi-lunaire et prêt à sortir du plateau tibial : c'est, comme nous l'avons déjà dit, la position qu'il devrait prendre s'il roulait seulement sur le tibia sans glisser en même temps sur lui. Mais, si l'on considère la distance qui sépare PI *a* de P, on voit que cette distance serait, dans cette position (représentée en pointillé), plus grande encore que celle qui les sépare dans un même degré de flexion extrême (représentée par de petits traits). Or, dans cette dernière position, la tension du ligament CP étant à son maximum, son extrémité supérieure ne peut occuper la place marquée en pointillé sans que ce ligament se rompe. — Si l'on considère encore ces deux fig. 5 et 6, on voit en outre que, dans l'extension, l'insertion supérieure du ligament croisé postérieur PI *a* est presque horizontale, et que, dans la flexion à angle droit, elle devient verticale; cette même insertion tend à redevenir horizontale, mais dans un plan plus élevé, pendant la flexion extrême. On voit aussi que l'insertion supérieure AE *p* du ligament croisé antérieur est verticale dans l'extension et horizontale dans la flexion.

Nous avons dit que pendant la flexion le point de contact du condyle et du tibia se déplace un peu en arrière : on le voit sur ces mêmes fig. 5 et 6, le point de contact C se porte en C', mais il reste toujours sur la surface tibiale. Il est facile de voir aussi que ce déplacement est dû à la différence de courbure des divers points de la surface condylienne.

Les ligaments croisés ont encore pour rôle de concourir à limiter la rotation de la jambe, soit en dedans, soit en dehors. Pendant la demi-flexion, le ligament croisé antérieur est relâché et le ligament croisé postérieur est tendu : si l'on fait alors subir à la jambe un mouvement de rotation en dedans, on voit que le ligament croisé antérieur vient s'adosser au ligament croisé postérieur, autour duquel il tend à s'enrouler en se tendant de plus en plus. Mais, sur un sujet disséqué pour l'étude de ce mécanisme on voit aussi que ce mouvement est encore et surtout limité par le tenseur du fascia lata. L'expérience n° 6 est bien concluante à ce sujet.

Dans la rotation de la jambe en dehors, pendant la demi-flexion, on voit le ligament croisé antérieur, qui était d'abord relâché, se tendre encore, car son insertion inférieure, qui est portée en dehors, s'éloigne par cela même de son insertion supérieure. Les expériences n⁰ˢ 2 et 4, montrent cette action des ligaments croisés, mais elles montrent aussi, comme on le verra, que si les ligaments croisés concourent à limiter la rotation de la jambe soit en dedans, soit en dehors, ils ne sont pas les premiers à la limiter. Dans la rotation de la jambe en dedans, leur résistance s'ajoute à celle du fascia lata (Exp. 6). Dans la rotation en dehors leur résistance s'ajoute à celle du ligament semi-lunaire interne (Exp. 1,2) et à celle des ligaments latéraux.

En résumé : 1° Le ligament croisé antérieur concourt avec les ligaments latéraux à limiter l'extension, et le ligament croisé postérieur limite la flexion.

2° Les ligaments croisés obligent les condyles à glisser en roulant sur le tibia : au début de la flexion, c'est la tension du ligament croisé antérieur qui cause ce glissement ; dans le reste du mouvement de flexion c'est la tension progressive du ligament croisé postérieur qui cause ce même glissement.

3° Ce double mouvement de roulement et de glissement combinés devrait mettre les divers points de la surface articulaire des condyles fémoraux en contact avec toujours les mêmes points des cavités glénoïdes ; mais ces points de contact se déplacent un peu en arrière pendant la flexion, à cause de la forme spiroïde de la surface articulaire des condyles fémoraux.

4° Les ligaments croisés concourent aussi tous deux pendant la flexion à limiter la rotation de la jambe mais ne forment pas le principal obstacle à cette rotation.

CARTILAGES SEMI-LUNAIRES.

Les cartilages semi lunaires ou falciformes sont deux fibro-cartilages interarticulaires situés dans l'articulation du genou entre le fémur et le tibia. Leur nom indique bien leur forme, qui est celle d'un croissant. Chacun d'eux repose sur une surface glénoïde du tibia et ne recouvre pas toute cette surface, mais laisse sa partie centrale libre et en contact direct avec le condyle fémoral correspondant. Une coupe transversale de ces fibro cartilages donne une surface de section triangulaire, dont le sommet est dirigé vers l'intérieur de l'articulation. Ces cartilages présentent trois faces, trois bords, deux extrémités. — La face inférieure, plane, repose sur le tibia ; la face supérieure se moule contre la saillie convexe des condyles ; la face externe est convexe dans le sens antéro-postérieur. Le bord supérieur et le bord inférieur limitent cette face externe ; le bord interne, tranchant et un peu dentelé, s'enfonce entre les surfaces articulaires. — L'épaisseur de ces cartilages mesurée sur leur face convexe est un peu plus grande pour le cartilage semi-lunaire externe que pour l'interne.

L'externe mesure environ 9 millim., l'interne 6 millim.

La forme semi-lunaire n'est pas la même pour les deux fibro-cartilages. L'externe décrit une circonférence à peu près complète ; l'interne est demi-circulaire et appartient à une circonférence dont le rayon est plus grand, de telle sorte que les extrémités antérieure et postérieure du fibro-cartilage externe sont situées entre les deux extrémités de l'interne.

Les attaches des fibro-cartilages se font par leur face convexe et leurs extrémités. Les extrémités, appelées cornes, se terminent chacune par une portion ligamenteuse et souple, qui, s'insérant au tibia, fixe le cartilage à cet os.

Cartilage semi-lunaire externe. — Les ligaments des cornes

3

du cartilage semi-lunaire externe sont plus forts que ceux de l'interne. Les fibres ligamenteuses de la corne antérieure viennent, en avant de l'épine du tibia, se fixer en dehors de l'insertion du ligament croisé antérieur. Comme nous l'avons déjà dit à propos du ligament croisé antérieur, la synoviale forme un repli en passant de l'un à l'autre; mais nous n'avons jamais vu que le cartilage semi-lunaire externe envoyât, au niveau du ligament croisé antérieur, un faisceau au condyle fémoral.

La corne postérieure se fixe, par son ligament, immédiatement en arrière de l'épine du tibia. Cette épine est donc située entre les deux cornes du ligament semi-lunaire externe et empêche ce cartilage de former une circonférence complète.

La face convexe reçoit, comme nous l'avons déjà dit, une et quelquefois deux bandelettes fibreuses qui réunissent la partie postérieure du cartilage semi-lunaire externe au condyle fémoral interne.

Cette bandelette fibreuse est appelée *ligamentum cruciatum tertium* par Robert et *cornu postici adhæsio prima* par Weibrecht.

— Le ligament *jugal* ou *transversal* réunit l'un à l'autre les deux cartilages semi-lunaires à leur partie antérieure (5, fig. 3). Il est mince, large de 4 à 5 millim. et long de 4 à 5 centim., sa face profonde est tapissée par la synoviale, qui lui adhère; sa face antérieure est recouverte par le paquet adipeux antérieur, qui lui adhère aussi.

Le ligament jugal ne nous a pas paru jouer un grand rôle dans le mécanisme des cartilages semi-lunaires; d'ailleurs il manque parfois, et le jeu des fibro-cartilages ne paraît pas se ressentir du tout de son absence.

La face convexe du cartilage semi-lunaire externe ainsi rattachée en arrière au condyle interne par le *ligamentum cruciatum tertium* de Robert, et rattaché en avant au ligament semi-lunaire interne par le ligament jugal, est en outre intimement unie à la capsule articulaire. Étendue, comme nous l'avons dit, des condyles au tibia, cette capsule adhère intimement à la face convexe du cartilage semi-lunaire externe, sauf au niveau où cette capsule est représentée par le tendon du poplité. Nous avons décrit là un cul-de-sac synovial, et nous avons dit aussi qu'à ce niveau une bourse séreuse séparait la capsule, et par suite le cartilage semi-lunaire, du ligament latéral externe. Celui-ci n'est donc pas adhérent au fibro-cartilage externe comme le disent quelques livres.

Cartilage semi-lunaire interne. — Tandis que l'externe est presque circonférentiel, l'interne a plutôt la forme d'un C, d'une demi-circonférence. — Le ligament de sa corne antérieure est plus étalé en surface que celui de la même corne du cartilage externe ; sa résistance est aussi *plus variable*, et nous avons parfois trouvé ce ligament relativement mince. C'est là certainement une prédisposition à la luxation de la partie antérieure du cartilage semi-lunaire interne ; c'est, en effet, comme nous le verrons, la luxation du cartilage interne qui est la plus fréquente. Ce ligament de la corne antérieure se dirige obliquement en avant et un peu en dehors, pour se fixer au rebord du plateau tibial en dedans de la ligne interglénoïdienne prolongée.

Le ligament de la corne postérieure, moins étalé que le précédent, est caché par la partie inférieure du ligament croisé postérieur. La synoviale forme entre eux un petit cul-de-sac (16 fig. 3). Il s'insère sur la ligne médiane immédiatement en arrière du ligament de la corne postérieure du fibro-cartilage externe et en est indépendant. — La face convexe est intimement unie à la capsule, et de plus adhère encore à la partie postérieure du ligament latéral externe [1].

Telles sont les insertions des cartilages semi-lunaires. Leur corps, fibro-cartilagineux, est quelque peu souple et élastique ; les ligaments de leurs cornes sont surtout très souples. Ces pro-

---

[1] On trouvera plus loin (pag. 83) la description d'un cartilage interne anormal.

priétés physiques favorisent le jeu des cartilages semi-lunaires. — Nous allons maintenant expliquer le mécanisme de ces cartilages d'après les expériences que nous avons faites, et nous arriverons ainsi à conclure de leur rôle.

MÉCANISME DES CARTILAGES SEMI-LUNAIRES. — Lorsqu'on examine l'articulation du genou, dans l'extension, on voit que les fibro-cartilages comblent le sinus péricondylien et agrandissent ainsi les surfaces glénoïdiennes du tibia. On voit aussi que le condyle presse sur le fibro-cartilage correspondant. Pour bien se convaincre de cette pression du condyle sur le fibro-cartilage, le membre étant dans l'extension, on n'a qu'à sectionner l'attache antérieure de l'un des cartilages, et l'on voit aussitôt celui-ci glisser en avant hors du sinus péricondylien. Ce qui se passe à ce moment est analogue à ce qui se passe lorsque l'on presse un noyau de cerise entre deux doigts.

Une autre preuve de cette compression des cartilages semi-lunaires, c'est l'empreinte qu'ils forment sur la partie antérieure de la surface condylienne. Cette empreinte est double, il y en a une sur chaque condyle. Terrillon a attiré l'attention sur ce point, dans le *Journal d'Anatomie et de Physiologie de Robin*, ann. 1879. Il a constaté que ces sillons dus à l'empreinte des fibro-cartilages deviennent plus marqués et plus profonds avec l'âge.

De là, nous pouvons tirer une première conclusion, c'est que les cartilages semi-lunaires agrandissent les surfaces glénoïdiennes, et permettent à ces surfaces, qui sont presque planes (l'externe étant même un peu convexe en arrière) de s'adapter à la forme convexe des condyles fémoraux.—Nous pouvons aussi conclure qu'ils servent à répartir plus régulièrement la pression des condyles sur le tibia.—Si nous considérons encore que le cartilage semi-lunaire interne est moins épais (6^{mm}) que l'externe (9^{mm}), nous pouvons ajouter que celui-ci sert à corriger un peu l'angle fémoro-tibial (Exp. 1, 2).

Si l'on fléchit la jambe, on voit la partie antérieure des deux fibro-cartilages s'enfoncer dans l'articulation. Cet enfoncement devient encore plus marqué pour l'interne pendant la rotation en dehors, et plus marqué, au contraire, pour l'externe dans la rotation en dedans. Nous allons étudier les rapports des cartilages pendant ces trois mouvements : *flexion directe*, *flexion avec rotation en dedans* et *flexion avec rotation en dehors*. Mais, pour qu'on puisse mieux comprendre le jeu de ces cartilages semilunaires, on nous permettra d'abord une comparaison.

Soit un morceau de ficelle ayant la forme du cartilage semilunaire interne, mis à sa place sur le condyle interne du tibia et fixé, comme lui, en avant et en arrière sur ce même tibia (fig. 7). Soit A son insertion antérieure, B son insertion postérieure, C et D deux points de sa périphérie. — Si nous produisons une traction en dehors sur D, D sera déplacé en arrière et, pour permettre ce déplacement, l'arc D C A diminuera de courbure et tendra à se rapprocher de la ligne droite. Le point D se déplaçant en D' tendra à sortir du plateau tibial, tandis que la portion DCA venant en D'C'A rentrera au contraire sur ce plateau. Un mouvement inverse, en avant, peut être produit par traction du point C.

Ces mouvements, nous pouvons les produire avec le fibro-cartilage lui-même, un peu moins prononcés cependant, car 1° le fibro-cartilage est moins flexible que la ficelle et 2° la capsule, qui adhère au pourtour du fibro-cartilage, est tendue par son déplacement et le maintient.

Agissons sur le cartilage lui-même : lorsque nous tirons en D, les fibres de la capsule qui adhèrent au cartilage se tendent : C vient en C' ; coupons ces fibres : le cartilage s'enfonce alors un peu plus ; C' vient en C" et la partie D" C" A est presque droite. A ce moment, le point d'insertion A résiste et empêche un déplacement plus grand. — Si nous coupons maintenant cette insertion A, la résistance qu'elle opposait n'existant plus, le cartilage pourra encore être un peu plus déplacé : A viendra en A', le point

C en C''' et D en D'''. Notons cependant que le déplacement de A en A' devra être beaucoup plus grand que le déplacement de D en D''', car D''' est arrêté par la capsule, tandis que rien ne retient plus la partie A' C''' : nous avons en effet sectionné la partie antérieure de la capsule et l'insertion antérieure du fibro cartilage interne.

(La fig. 7 montre ces déplacements : d'un côté, le fibro-cartilage interne se déplace en arrière, en D ; de l'autre, le fibro-cartilage externe se déplace en avant en C. Ce sont les déplacements réels des cartilages semi-lunaires qui se produisent pendant la rotation de la jambe en dehors.)

Voyons ce qui se passe dans l'articulation du genou.

Dans la flexion, le fémur roule et glisse sur le tibia ; ce roulement et ce glissement combinés ont pour résultat de maintenir les condyles fémoraux toujours en contact avec les cavités glénoïdes du tibia. Ce point de contact se fait, pour les condyles, par une partie de plus en plus postérieure de leur face articulaire à mesure que la flexion augmente. Ce point de contact pour les cavités glénoïdes du tibia est aussi un peu déjeté en arrière comme nous l'avons vu (fig. 5 et 6). De là, une première conséquence : le sinus péricondylien devient plus profond en avant. — Si l'on considère, en outre, les condyles fémoraux, on voit que ces condyles vont en divergeant un peu d'avant en arrière et que, par suite, leur axe transversal augmente dans la même direction d'avant en arrière ; or, dans la flexion, c'est précisément cette partie de l'extrémité inférieure du fémur, dont l'axe transversal est le plus grand, qui vient se mettre en contact avec le tibia. De là, une deuxième conséquence : le sinus péricondylien est un peu déjeté en arrière et en dehors. Mais ce sinus, nous le savons, contient le fibro-cartilage ; celui-ci sera donc aussi, grâce à sa mobilité, déjeté un peu en dehors et en arrière par le condyle fémoral, tandis que, en avant, il s'enfoncera un peu entre les surfaces articulaires, il prendra la place A C' D' B que nous avons figurée dans notre précédente comparaison (fig. 7). — La traction que nous supposions en D est ici, dans tout le mécanisme de l'articulation, remplacée par la poussée excentrique des condyles sur les fibro cartilages. Cette poussée porte sur la moitié postérieure des cartilages semi-lunaires, qui font alors saillie à la partie postéro-latérale de l'interligne articulaire, tandis qu'ils s'enfoncent en avant. — Nous pouvons tirer de cela une autre conclusion, c'est que les fibro-cartilages semi-lunaires, grâce à leur mobilité, permettent à la surface articulaire fémorale (partie postérieure des condyles), plus large dans la flexion que dans l'extension, de s'adapter dans les deux cas à une même surface tibiale. Ils permettent aussi au point de contact des deux surfaces articulaires, fémorale et tibiale, de se déplacer un peu en arrière.

Il nous reste à voir le mécanisme des cartilages semi-lunaires dans la flexion avec rotation de la jambe, soit en dehors, soit en dedans. Mais nous devons d'abord bien déterminer l'axe de rotation. Les auteurs ne sont pas d'accord à ce sujet. Sappey, Testut, font passer cet axe par le centre de la tubérosité interne du tibia, de sorte que cette tubérosité pivoterait sur elle-même, l'externe tournant autour d'elle. — Beaunis et Bouchard font passer l'axe de rotation par la partie externe de l'épine du tibia, de sorte que, dans la rotation, la tubérosité externe décrirait autour de cet axe une circonférence plus grande que celle décrite par la tubérosité interne, et celle-ci ne pivoterait pas seulement sur elle-même, mais tournerait aussi autour de l'axe de rotation. La différence des circonférences décrites par les deux tubérosités tient à ce que cet axe de rotation ne passe pas par la ligne médiane, mais est situé un peu en dedans. — Cette dernière opinion est la vraie, et il suffit de considérer attentivement les deux tubérosités du tibia, pendant qu'on imprime à la jambe des mouvements de rotation, pour se convaincre que la tubérosité interne ne pivote pas seulement sur elle-même, mais qu'elle tourne autour d'un axe vertical passant par la partie interne de l'épine du tibia.

D'ailleurs, dans l'expérience n° 7 on verra que, dans la rotation forcée en dehors, le condyle interne tend à passer en arrière du plateau tibial, ce qui ne pourrait avoir lieu si la tubérosité interne du tibia pivotait sur elle-même.

Rotation en dehors de la jambe fléchie. — Dans ce mouvement, la tubérosité interne du tibia se porte en avant et la tubérosité externe en arrière. Le déplacement de cette dernière est plus prononcé que celui de l'interne, puisque, nous venons de le dire, elle décrit une circonférence plus grande. Tant que la jambe est seulement fléchie, on peut voir la partie antérieure des deux cartilages semi-lunaires légèrement enfoncée entre les surfaces articulaires ; dès que la rotation en dehors commence, on peut voir que les deux cartilages ne se comportent pas de la même façon ; l'enfoncement de la partie antérieure du semi-lunaire interne s'accuse de plus en plus, jusqu'à ce que la capsule, qui lui adhère et qui la suit dans son glissement, soit fortement tendue et s'oppose alors à un enfoncement plus prononcé du fibro-cartilage. — La partie antérieure du semi-lunaire externe, qui était aussi un peu enfoncée entre les surfaces articulaires pendant la simple flexion, est au contraire poussée en avant pendant la rotation en dehors (fig. 7).

L'explication de ce fait est bien simple. Les surfaces articulaires du condyle sont en contact avec les surfaces glénoïdiennes du tibia ; celles-ci, à peu près planes, glissent facilement contre les condyles, l'interne, d'arrière en avant, l'externe d'avant en arrière. Si les surfaces glénoïdiennes emboîtaient bien les condyles, ce mouvement de rotation ne pourrait avoir lieu ; car chaque cavité glénoïdienne empêcherait par son rebord, le condyle correspondant de glisser soit en avant, soit en arrière ; dans ce cas la flexion et l'extension existeraient seules sans que la rotation fût possible. Fort heureusement, si les condyles sont convexes, les surfaces glénoïdiennes sont à peu près planes et ne sont nullement faites pour s'adapter à eux ; cette adaptation des deux surfaces articulaires entre elles, nécessaire à la solidité de toute articulation, est remplie par les cartilages semi-lunaires qui coiffent en quelque sorte les saillies condyliennes. Or, ces cartilages, qui ne sont fixés au tibia que par les cornes de leurs extrémités peuvent glisser sur cet os, et ce glissement est dû à leur contact avec les condyles fémoraux et à la pression que ces condyles exercent sur leur face supérieure. Si bien que dans le mouvement de rotation de la jambe en dehors, les cartilages semi-lunaires, retenus par les condyles, font corps avec eux, et glissent comme eux sur les cavités glénoïdiennes *dans un sens opposé à celui de la rotation de la jambe.* Ainsi la tubérosité interne du tibia se porte en avant, le condyle fémoral interne glisse en arrière, entraînant avec lui le cartilage semi-lunaire interne, dont l'extrémité antérieure s'enfonce alors entre les surfaces articulaires (fig. 7).

De même la tubérosité externe du tibia se porte en arrière et le condyle fémoral externe glisse en avant, entraînant avec lui la partie antérieure du semi-lunaire externe qui bombe ainsi en avant sur le rebord tibial (fig. 7), tandis qu'en arrière ce même cartilage semi-lunaire externe s'enfonce d'autant entre les surfaces articulaires.

Que l'on considère un instant la fig. 7, elle fera comprendre mieux que tous les raisonnements ce que nous disons.— Les cartilages semi-lunaires suivent donc les condyles dans leur mouvement de rotation sur la jambe, ou si l'on veut sont retenus, par les condyles, dans les mouvements de rotation de la jambe sur la cuisse. Les cartilages semi-lunaires, qui représentent les véritables cavités glénoïdes du tibia, permettent ainsi, par leur mobilité, les mouvements de rotation. Ces mouvements seraient impossibles si ces fibro-cartilages n'existaient pas et étaient remplacés par une portion osseuse, de même forme qu'eux et soudée au tibia ; si, en un mot, le plateau tibial formait lui même de véritables cavités glénoïdes.

Cependant la mobilité des cartilages semi-lunaires est limitée. Cette limite dépend de deux choses : 1° de l'insertion des cornes antérieure et postérieure des fibro-cartilages au tibia ; 2° des adhérences de la capsule à leur face convexe.

Dans les mouvements de rotation, le déplacement du condyle externe ou de la tubérosité externe du tibia (suivant que l'on considère que c'est le fémur ou le tibia qui exécute ce mouvement) étant plus prononcé que celui du condyle interne, ou de la tubérosité interne, il faut que le cartilage semi-lunaire externe soit aussi plus mobile que l'interne. C'est ce qui a lieu grâce à la situation de ses attaches antérieure et postérieure qui sont plus rapprochées l'une de l'autre, et grâce aussi à la laxité plus grande des adhérences de la capsule à ce fibro-cartilage externe. Tandis qu'en effet le bord convexe du semi-lunaire interne est partout intimement adhérent à la capsule et adhère aussi au ligament latéral interne, la même face du semi-lunaire externe est au contraire séparée du ligament latéral externe par une bourse séreuse. De plus, la capsule, au niveau du point où elle est représentée par le tendon du muscle poplité, est séparée du cartilage externe par un cul-de-sac synovial (8, fig. 3).

La disposition anatomique du semi-lunaire externe explique ainsi la mobilité plus grande qui lui est nécessaire pour le déplacement plus grand du condyle externe ou plutôt pour la rotation plus grande de la tubérosité externe du tibia autour de la partie interne de l'épine du tibia.

La mobilité des cartilages semi-lunaires est limitée, disons-nous. A ce moment, ils sont tendus et arrêtent le mouvement de rotation. Mais, dans la rotation de la jambe en dehors, que nous considérons pour le moment, le cartilage semi-lunaire interne, intervient seul pour limiter la rotation en dehors. Les expériences 1, 2, 4, le démontrent amplement. En effet, lorsqu'on a porté la jambe en rotation externe le plus possible, on voit que l'extrémité antérieure du cartilage semi-lunaire interne s'enfonce et que la capsule se tend à son niveau. Si l'on veut alors exagérer la rotation, la capsule se déchire et donne un peu plus de mobilité au cartilage : on obtient ainsi un degré plus prononcé de rotation. Veut-on forcer encore ? La corne antérieure du cartilage semi-lunaire interne s'arrache du tibia et la rotation devient encore plus prononcée. A tout cela le cartilage semi-lunaire externe n'oppose nulle résistance, et, lorsque l'interne est arraché de son attache antérieure, ce sont les ligaments croisés et le ligament latéral interne qui arrêtent la rotation. Si l'on exagère encore le mouvement de rotation, on les déchire à leur tour.

Rotation en dedans de la jambe fléchie. — Dans ce mouvement, la tubérosité externe du tibia se porte en avant et le condyle externe en arrière entraînant avec lui le cartilage semi-lunaire externe ; la tubérosité interne se porte en arrière et le condyle interne en avant, entraînant de même le cartilage semi-lunaire interne. Celui-ci fait une légère saillie à la partie antérieure de l'interligne articulaire ; le semi-lunaire externe s'enfonce au contraire au point correspondant. — Le mécanisme est ici le même que celui de la rotation en dehors, mais il a lieu en sens inverse. — Nous avons vu que la rotation en dehors était arrêtée d'abord par la tension du semi-lunaire interne, et on supposerait *a priori* que ce même cartilage ou le semi-lunaire externe doivent ici limiter encore les premiers la rotation en dedans. Il n'en est rien ; l'obstacle qu'ils opposent à la rotation en dedans vient en dernière ligne. Que l'on considère ce mouvement, et l'on verra très bien que la rotation en dedans est moins marquée que la rotation en dehors. Aussi le cartilage semi-lunaire interne, et encore moins l'externe, qui est plus mobile, ne sont-ils pas tiraillés à leur maximum. Dans l'expérience n° 6 nous voyons, en effet, que, lorsque la rotation en dedans est arrêtée, le tendon du tenseur du fascia lata est fortement tendu. Si nous voulons exagérer la rotation, il nous faut déployer une grande force, et le tendon du tenseur du fascia lata s'arrache à son insertion au tibia. Grâce à cet arrachement, la rotation en dedans devient plus prononcée ; mais, malgré cela, les cartilages semi lunaires ne sont pas encore prêts à se détacher de leurs insertions. Après l'arrachement du tenseur du fascia lata, la rotation en dedans est limitée par la forte tension des ligaments croisés et du ligament latéral externe.

Les cartilages semi-lunaires permettent donc la rotation en dedans comme ils permettent la rotation en dehors ; mais, tandis que celle-ci est limitée par la tension du semi-lunaire interne, la rotation en dedans, moins étendue, n'est limitée ni par l'interne ni par l'externe.

Rôle des cartilages semi-lunaires. — D'après l'exposé que nous venons de faire, exposé qui est basé sur des expériences cadavériques, nous pouvons conclure du rôle des cartilages semi-lunaires.

1º Les cartilages semi-lunaires servent à agrandir les cavités glénoïdes du tibia ; l'espace qu'ils limitent, représente même les véritables cavités glénoïdes, car les surfaces tibiales sont presque planes.

2º Ils comblent les sinus péricondyliens et, par leur disposition en forme de coin, servent à répartir d'une façon plus régulière la pression des condyles sur le plateau tibial.

3º Le cartilage semi-lunaire externe par son épaisseur plus grande que celle de l'interne, par sa forme plus arrondie et sa situation un peu plus profonde dans l'articulation, corrige un peu l'angle fémoro-tibial.

4º Grâce à leur motilité, les cartilages semi-lunaires facilitent la flexion du fémur sur le tibia, car cette mobilité leur permet de s'adapter aux condyles fémoraux à leur partie postérieure, dont l'axe transversal est plus grand que celui de leur partie antérieure.

5º Leur mobilité permet les mouvements de rotation. Ces

mouvements seraient impossibles si les cartilages semi-lunaires n'existaient pas et étaient remplacés par une portion osseuse de même forme qu'eux, c'est-à-dire si le plateau tibial formait lui-même de véritables cavités glénoïdes.

6° La mobilité des cartilages semi-lunaires est limitée : celle de l'interne beaucoup plus que celle de l'externe. Cette limite à leur mobilité tient : 1° à l'adhérence de la capsule aux cartilages semi-lunaires; 2° aux insertions des cornes de ces cartilages sur le tibia.

7° Le cartilage semi-lunaire interne est moins mobile que l'externe : 1° parce que ses cornes antérieure et postérieure sont plus éloignées l'une de l'autre ; 2° parce que la capsule est plus serrée à son niveau et que le ligament latéral interne adhère par sa face profonde à son bord convexe.

8° Le cartilage semi-lunaire externe est plus mobile que l'interne : 1° parce que ses cornes antérieure et postérieure sont très rapprochées l'une de l'autre et qu'on pourrait presque considérer ce fibro-cartilage externe comme formant une circonférence attachée au tibia par un seul point de son pourtour ; 2° parce que le ligament latéral externe ne lui adhère pas et que la capsule est plus lâche à son niveau.

9° Lorsque le cartilage semi-lunaire interne a atteint la limite de son déplacement possible, il se tend et limite la rotation de la jambe en dehors. Il forme alors un premier obstacle à cette rotation, le deuxième obstacle étant formé par les ligaments croisés, le troisième par le ligament latéral interne.

10° La rotation en dedans n'est arrêtée ni par le cartilage semi-lunaire externe, ni par l'interne. Ce mouvement est moins étendu que celui de rotation en dehors. Il est limité tout d'abord par le tenseur du fascia lata, en second lieu par les ligaments croisés et le ligament latéral externe. Les cartilages semi-lunaires n'interviennent ici qu'en dernière ligne.

DEUXIÈME PARTIE

LUXATIONS DES CARTILAGES SEMI-LUNAIRES
(Dérangement interne du genou).

HISTORIQUE. — Bassius, en 1731, est le premier qui parle du déplacement de l'un des cartilages semi-lunaires. Après lui, Hey, Bromfield, A. Cooper, Smith de Leeds, Withe, Syme, Bonnet, Malgaigne, Londe..., rapportent des observations de déplacements semblables. Peu à peu les observations deviennent plus nombreuses. Mais jusqu'en 1880 ces observations, bien que rapportées par des hommes éminents, soulèvent l'incrédulité des chirurgiens. Cette incrédulité était naturelle, la précision du diagnostic, l'anatomie pathologique et le mécanisme des lésions manquaient dans tous les cas. Hey, qui intitule la maladie *dérangement interne du genou*, ne sait pas au juste s'il s'agit d'une lésion des cartilages semi-lunaires ou d'une lésion des ligaments croisés. A. Cooper confond dans une même description des symptômes de subluxation des cartilages semi-lunaires, d'arthrite déformante et de corps étrangers articulaires. Les autopsies manquent. Aussi voyons-nous l'Académie de Médecine sourire en entendant Londe raconter son propre cas de luxation du cartilage semi-lunaire interne, et Gimelle répondre à son Collègue par une observation bien faite pour enlever toute croyance à cette lésion. Il s'agissait d'une prétendue luxation d'un cartilage semi-lunaire, que Larrey démontra être un corps étranger en en faisant l'extraction.

C'est ainsi que Panas (*Dict. de Méd. pratique*, art. *Genou*) fait remarquer que toutes les observations qui relatent des faits de luxation des cartilages semi-lunaires appartiennent à une époque où l'on ne connaissait ni les corps flottants articulaires, ni l'arthrite sèche, et qu'il est probable que les luxations des cartilages semi-lunairesne sont que des exemples mal interprétés de ces lésions. De même à la Société de Chirurgie, à l'occasion des faits de Lannelongue et de Lefort, on ne croit pas à ces subluxations des cartilages ; Desprès suppose un pincement de la synoviale, Verneuil et Forget croient à une synovite. Spillmann (*Dict. encyclopédique des Sciences médicales, Genou,* pag. 619) incline aussi vers cette dernière opinion. — Cependant, à l'étranger, moins incrédules et plus audacieux que chez nous, les chirurgiens observent des cas plus nombreux, et bientôt même leur diagnostic s'affirme et devient désormais irréfutable (cas de Margary, 1880, d'Annandale, 1885, Croft, 1888, etc.). Ces auteurs ouvrent les articulations, ils ne font plus de simples suppositions, ils voient et touchent les cartilages déplacés. Grâce à ces opérations, la lésion est démontrée, l'anatomie pathologique peut être décrite, les variétés de luxation peuvent être reconnues, et le traitement, propre à chacune d'elles, défini. Seul le *mécanisme* de la luxation, comme le dit Nélaton dans le récent traité de chirurgie, reste encore obscur. — Nous avons à ce sujet entrepris une série d'expériences qui nous ont permis de bien déterminer le rôle des cartilages semi-lunaires et le mécanisme de leurs luxations.

Nous avons, dans notre travail, réuni le plus grand nombre possible des observations publiées à ce sujet. Nous en ferons un court commentaire. Nous exposerons ensuite nos expériences et nous tâcherons de déduire de ces expériences et des symptômes relatés dans les observations les symptômes et le traitement de la maladie.

Nous avons fait deux séries de ces observations et nous avons mis, par ordre chronologique, dans l'une les luxations du cartilage semi-lunaire externe, dans l'autre celles de l'interne. Nous n'avons point trouvé d'observation de luxation simultanée des deux cartilages. Le fait ne nous paraît pas impossible, mais il doit être fort rare.

OBSERVATIONS

Observations de luxation du cartilage semi-lunaire externe.

1. BASSIUS[1]. *Observ. anatomico-chirurgico-médicale*, décade II, 1731.— Une femme, après une chute sur le genou, fut prise d'une arthrite violente ; bientôt le cartilage semi-lunaire externe s'hypertrophia et fit à l'extérieur une saillie d'une largeur d'un pouce. Un jour, la malade, ayant essayé de poser le pied à terre, tomba de tout son long. Bassius, appelé, trouva le cartilage saillant : sous la pression il rentrait en place avec une certaine crépitation ; la pression enlevée, il se reportait en dehors avec le même bruit. — Guérison en quelques semaines par un bandage compressif.

2. Il guérit plus vite encore une autre femme en quatorze jours, avec un simple bandage compressif fortement serré.

3. REID. *Edinburgh med. and. surg. Journ.*, tom. XLII, pag. 377.— L'observation de Reid est un cas trouvé par hasard sur un cadavre. Le tissu fibreux, qui unit le bord externe du cartilage semi-lunaire externe au rebord de la tête du tibia, était déchiré dans sa moitié antérieure et le cartilage était déplacé en dedans et en arrière, placé entre l'épine du tibia, le ligament croisé postérieur et le ligament postérieur de Winslow. Le ligament transverse (jugal) était intact. Ainsi mobilisé, le cartilage pouvait, sur le vivant, produire les mêmes effets qu'un cartilage libre dans l'articulation, mais on n'eut aucun renseignement à ce sujet.

4. SAMUEL COOPER. *Surgical Dictionary*. — Samuel Cooper rapporte un cas de luxation du cartilage semi-lunaire externe dont on ne put obtenir la réduction. La malade sortit de l'hôpital au bout d'un mois, marchant difficilement et ne pouvant étendre la jambe.

5. WILLIAM FERGUSSON. *Practical Surgery*, pag. 223, rapporte le cas d'un gentleman de 40 ans, qui, à la suite d'une entorse arrivée vingt ans auparavant, souffrait dans le genou. Le diagnostic

---

[1] N'ayant pu nous procurer le travail original, nous rapportons les deux observations de Bassius, d'après Malgaigne (*Traité des fract. et lux.*, tom. II, pag. 967).

de luxation du cartilage semi-lunaire externe fut porté : l'extension était douloureuse et incomplète. Le patient réduisait facilement lui-même, et d'une façon curieuse, sa luxation. Il s'asseyait et, sa jambe étant fléchie, il portait le pied de la jambe malade en rotation *externe* le plus possible ; puis brusquement avec son autre pied appliqué contre le tendon d'Achille il étendait là jambe malade : le patient sentait alors quelque chose glisser dans son genou, et la luxation se réduisait, pour reparaître, il est vrai, à la première occasion.

6. Fergusson rapporte un autre cas trouvé à la salle de dissection : un des cartilages semi-lunaires était détaché de ses connexions au tibia dans toute sa longueur excepté à ses deux extrémités et était déplacé en dedans.

7. Lannelongue. *Bulletin de la Société de Chirurgie*, 1879, pag. 573.— Jeune fille de 11 ans, bien portante, se promenant avec sa mère, eut subitement et sans cause appréciable le sentiment d'un craquement dans son genou. Ce craquement se reproduisit à chaque mouvement de flexion de la jambe, mais sans gêne ni douleur. Deux mois plus tard, la marche devint gênée, mais ce n'est que huit mois après que les douleurs se manifestèrent.— Elle entre à l'hôpital Sainte-Eugénie le 14 juin 1879. Au repos, le genou ne présente rien d'anormal, ni à la vue, ni au toucher ; la pression est indolore ; pas de mouvements de latéralité. Si l'on fléchit graduellement la jambe, on perçoit, après avoir parcouru 20°, un bruit de craquement, et la main a en même temps la sensation d'un ressaut. Si ensuite on ramène graduellement le membre dans l'extension, on perçoit un nouveau bruit, plus fort que le premier, avec un ressaut énergique.

Au moment du premier bruit, on voit, dans l'interligne articulaire, en dehors du ligament rotulien, la peau brusquement soulevée comme par la pulsation d'une grosse artère, et le doigt appliqué à ce niveau peut à ce moment sentir comme une lame élastique vibrante. La peau reste ainsi soulevée jusqu'au moment où, le membre étant ramené en extension, le second bruit se produit. — Lannelongue explique ces faits par une subluxation du cartilage semi-lunaire externe, subluxation apparaissant pendant la flexion et se réduisant pendant l'extension.

4

8: LEFORT. *Bulletin de la Société de Chirurgie,* 1879.— Lefort rapporte un fait observé sur un tapissier, un autre observé sur lui-même.—Étant dans une situation peu poétique, les genoux fléchis et rapprochés, les pieds légèrement écartés, Lefort sentit que quelque chose se déplaçait dans son genou droit, partie externe. Au moment de se relever, l'extension de la jambe ne fut obtenue qu'au prix d'un violent effort et d'une vive douleur. — L'accident se renouvelait chaque fois à la suite d'un mouvement de flexion brusque. Pendant ce mouvement, Lefort sentait quelque chose glisser dans son genou, et pendant l'extension il avait la sensation d'un ressaut douloureux.

9. VERNEUIL. *Bull de la Société de Chirurgie,* 1879.—Un malade maigre et à peau fine présentait dans les mouvements de flexion énergique, à la région externe du genou, une petite saillie formée par la grande circonférence du fibro-cartilage externe. Au toucher, on sentait une crépitation manifeste.—Verneuil, rapportant ce fait à l'occasion des cas de Lannelongue et de Lefort, ne croit pas à une luxation du fibro-cartilage mais à une synovite.

10. DESPRÈS. *Bull. de la Soc. de Chirurgie,* 1879.—Un enfant de 13 ans, en sautant, ressent un craquement dans la partie externe (?) du genou : grande douleur, il ne peut étendre le membre. — Trois jours après, réduction par mouvements de flexion et d'extension forcée.

11. Une femme, étant dans la position accroupie, sent un craquement dans son genou et ne peut redresser la jambe. Réduction par flexion et extension combinées. — Tout en rapportant ces cas, Desprès les attribue plutôt à un pincement (!) de la synoviale dans un faux mouvement, qu'à une luxation du cartilage semi-lunaire.

12. CLÉMENT LUCAS. *British med. Journ.,* 15 novembre 1879. — Lucas rapporte un cas de luxation du cartilage semi-lunaire externe survenue pendant un mouvement de flexion de la jambe avec rotation forcée en dedans. On pouvait voir et toucher une saillie au niveau de l'interligne articulaire, en dehors de la rotule. La réduction s'obtenait en mettant la jambe en rotation externe pendant qu'on la portait en extension.

13. GODDLEE. *British med. Journ.,* 1880, tom. I, pag. 281. — A la Société pathologique de Londres, Goddlee a montré une arti-

culation du genou, dans laquelle le cartilage semi-lunaire externe avait été arraché de ses attaches à la capsule et s'était placé verticalement dans la fosse intercondylienne. Les surfaces du condyle externe et du tibia étaient directement en contact, et il eût été impossible au fibro-cartilage de reprendre sa position normale. — L'histoire du malade est inconnue.

14. NICOLADINI. *Archives für Klin. chirurg.*, 1881-82, tom. XXVII, pag. 667.— Le 8 juin 1881, A. M..., 16 ans, fut reçu à la Clinique chirurgicale d'Insbrück. Quatre ans auparavant, il s'était « forcé en dehors » la jambe droite. Depuis, le genou était douloureux. Un an plus tard, un craquement se fit entendre pendant un mouvement d'extension de la jambe, et ce craquement reparut depuis à chaque mouvement d'extension. La flexion complète ne pouvait se faire qu'au prix d'un effort et était douloureuse. Dans l'extension on sentait, en avant du ligament latéral externe, une légère saillie qui disparaissait pendant la flexion. — Nicoladini crut qu'il s'agissait « d'un muscle de l'articulation enraciné dans le voisinage du cartilage semi-lunaire externe et dont le tendon était pincé par la capsule » ! — Une incision fut faite le long du fibro-cartilage, au niveau de la saillie ; on arriva sur le bord de ce fibro-cartilage externe, mais sans ouvrir l'articulation : on reconnut que la saillie était formée par le bord convexe du cartilage. En fléchissant fortement le membre, ce cartilage s'enfonçait entre les surfaces articulaires beaucoup plus qu'il ne doit le faire à l'état normal. — Nicoladini supposa que l'insertion du cartilage en avant, sur le tibia et à la capsule, avait dû se rompre, et que pendant l'extension la partie antérieure du cartilage, trop enfoncée entre les surfaces articulaires, était pincée par elles. Ainsi pincé, le cartilage ne pouvait alors glisser en avant et bombait en dehors. — L'auteur craignit d'enlever le cartilage ; il se contenta de refermer la plaie et de faire porter une genouillère à son malade. Mais il regretta bientôt de ne pas avoir réséqué au moins la moitié antérieure du fibro-cartilage, car le malade ne retira aucun profit de sa genouillère. — Nicoladini ajoute que l'étude de la luxation des cartilages semi-lunaires demande l'appui des expériences cadavériques.

15. HOFMOLK. *Viener med. Presse*, n° 16, 1881.— Une cuisinière, âgée de 25 ans, en se baissant brusquement pour ramasser un

morceau de bois, éprouve une douleur vive au genou gauche, qui craque fortement. Dès lors, impossibilité absolue de mettre la jambe en extension. On trouve en dehors de la rotule une petite tumeur élastique, douloureuse à la pression. — L'auteur diagnostique une luxation du cartilage semi-lunaire externe. Il applique le pouce sur la saillie, en prenant l'articulation à pleine main, et avec la main droite provoque un brusque mouvement d'extension. Un craquement annonce la réduction du cartilage, et la malade est guérie.

16. Scott Lang. *Edinburgh med. Journ.*, décembre 1886 et février 1887. — X... était assis sur une chaise basse, la jambe droite fortement fléchie. Il se renverse sous sa chaise, et sa jambe se tord en flexion avec rotation *interne*. Grande douleur, l'extension du membre est impossible et toute tentative en est extrêmement douloureuse. La réduction fut faite en fléchissant d'abord la jambe en rotation *externe*, puis en l'étendant brusquement.

17. X..., étudiant en médecine, 19 ans, fit une chute en jouant au Football. A ce moment, la jambe était demi-fléchie. Douleur violente au niveau du tendon du biceps et du cartilage semi-lunaire externe. La flexion et l'extension du membre sont incomplètes. Quelques jours de repos remettent le malade, qui revient jouer au Football. Nouvelle chute, impotence du membre, repos au lit pendant trois mois. L'accident se renouvelle encore trois fois dans l'espace de six mois. « Maintenant, dit le malade, l'accident se reproduit à la moindre occasion, et je sens que je pourrais facilement déplacer le cartilage semi-lunaire externe, en croisant simplement la jambe malade par-dessus l'autre. » Aucune saillie anormale n'a été vue, ni sentie à la palpation.

18. Th. Annandale. *British med. Journ.*, février 1887. — Un soldat, âgé de 28 ans, entre le 4 novembre 1886 à l'hôpital. Six mois avant, marchant vite, il avait roulé quelques escaliers. En se relevant, il avait une blessure au genou. Il fut soigné pendant quelques semaines à l'hôpital militaire, mais la marche resta pénible. — Il manifestait, à la pression, une douleur au niveau du cartilage semi-lunaire externe et, dans certains mouvements, on pouvait voir et sentir le cartilage déplacé. — Opération d'Annan-

dale [1], le 11 novembre ; le malade est renvoyé le 13 décembre, avec un bandage ; il revint au commencement du mois de janvier, on lui enleva le bandage et on fit jouer son articulation. Le 20 février, le malade marchait avec une jambe forte et très utile

19. BRAQUEHAYE. *Journal de méd. de Bordeaux*, mars 1890.— C..., âgé de 16 ans, fit, en février 1888, une chute en descendant des escaliers. Son pied se trouva pris entre deux barreaux de la rampe, la jambe étant en flexion avec rotation forcée en dedans. Il eut, à la partie externe du genou, la sensation d'un déchirement douloureux. Après une heure de repos, il put cependant marcher. Il n'entra à l'hôpital que le 7 mai 1889, c'est-à-dire près d'un an et demi après l'accident. Pendant ce laps de temps, lorsqu'il marchait ou fléchissait simplement la jambe, C... percevait un craquement douloureux avec sensation d'un corps glissant dans l'articulation. Peu à peu, ces craquements devinrent plus fréquents et plus douloureux, et le malade entra à l'hôpital : Épanchement articulaire ; pendant la demi-flexion, on sent un petit corps élastique qui fait une légère saillie en avant du ligament latéral externe; l'extension est douloureuse et, pendant ce mouvement, la saillie disparaît avec un léger craquement. — On porte le diagnostic de luxation du cartilage semi-lunaire externe. — Le patient fut immobilisé pendant un mois dans un appareil plâtré, mais n'en retira pas de bénéfice.

Observations de luxation du cartilage semi-lunaire interne.

20. HEY. *Pract. Obs.*, 1814 [2], donne l'histoire d'un sujet qui en se retournant dans son lit, s'était trouvé subitement dans l'impossibilité de mouvoir la jambe, et cependant une main étrangère la fléchissait et l'étendait librement. Tout à coup en causant avec son chirurgien il s'écria : « Je suis guéri ! » et se mit à marcher à l'ordinaire. Deux fois déjà pareil accident lui était arrivé, chaque fois dissipé aussi vite.

21. Une jeune fille présenta les mêmes symptômes à la suite d'un effort fait en se baissant pour saisir un enfant. Ils duraient

---

[1] Voir observation 40.

[2] N'ayant pu nous procurer les Pract. Obs., nous rapportons les observations de Hey, d'après Malgaigne (*Fract. et lux.*, tom. II, pag. 969).

depuis cinq à six jours ; Heyl fléchit fortement la jambe à deux reprises ; la malade put marcher immédiatement et aller au ba. trois jours après. Deux ans plus tard, elle éprouva le même accident en descendant de son lit à la hâte et en fut délivrée de la même manière.

22. Astley-Cooper. *Œuvres chir. Trad. par Chassaignac et Richelot.* — Les observations de Cooper sont peu précises; il semble confondre dans une même description les lésions de l'arthrite déformante, les corps étrangers et les luxations des cartilages semilunaires. Aussi ne donnons-nous qu'une de ses observations.

Cooper cite le cas d'un officier sujet à de fréquentes luxations, toujours facilement réduites. Un jour, la luxation se reproduisit par suite d'un mouvement dans le lit : le pied, embarrassé dans les draps, ne put suivre le mouvement de rotation de tout le corps. Cette fois, la luxation ne put être réduite, et le malade resta impotent.

23. Samuel Smith. *In Lancet*, 1851, tom. II, pag 265. — Henri X..., âgé de 19 ans, fait une chute et ressent une grande douleur au genou. Six jours après, il entre à l'hôpital, et S. Smith diagnostique «un dérangement interne du genou». Le genou est un peu enflé, l'extension est douloureuse et incomplète. Le malade ayant été allongé sur un sofa, on fléchit fortement la jambe, puis on la porta dans l'extension. Celle-ci fut encore incomplète, mais le malade fut un peu soulagé. Dans une deuxième séance S. Smith mit la jambe en flexion complète et la fit maintenir dans cette position pendant une demi-heure ; puis il fit un mouvement brusque d'extension, et le membre malade put être complètement redressé. Smith attribua l'insuccès de la première séance à la contracture musculaire.— Il ajoute que, si le «dérangement interne» du genou paraît rare, c'est qu'on n'en note point les cas. Depuis trente-deux ans qu'il exerce la médecine, il prétend n'avoir jamais passé une année sans voir un accident de ce genre : il en aurait même vu 5 cas dans une même année.

24. Samuel Hey, *d'après S. Smith (loc. cit.).*— Le 3 juillet 1847, Samuel Hey est appelé auprès d'un malade souffrant d'une dislocation du genou. Ce malade se servait de béquilles depuis bien longtemps et gardait le lit depuis six mois. En se baissant, il s'était

tordu le genou, et depuis ne pouvait se servir de la jambe lésée. Le genou enflé présentait un épanchement dans la synoviale. S. Hey pensa que ce pourrait bien être un cas semblable à celui décrit par son grand-père Hey et supposa un « dérangement interne ». Il mit la jambe en flexion forcée et l'y maintint pendant quelque temps, puis la porta en extension. Aussitôt le malade se déclara soulagé et put marcher.

25. Une jeune fille étant à l'école de danse fut réprimandée pour ne pas porter assez en dehors ses orteils, elle fit un effort pour rectifier sa position défectueuse, mais ressentit aussitôt une douleur dans son genou et tomba. Pendant une semaine, elle ne marcha qu'en boitant, l'extension complète de la jambe était impossible. Hey, appelé auprès de cette malade, fit encore de la flexion forcée suivie d'un mouvement d'extension. La guérison fut soudaine. L'accident se renouvela six mois après, il se renouvela encore et devint de plus en plus fréquent, si bien qu'il apparut deux fois en un même jour. Chaque fois, la réduction s'obtenait par la flexion forcée, suivie d'extension.

26. Un homme adulte souffrait d'un genou et boitait en marchant. Hey soupçonna encore un «dérangement interne». — Même traitement et même résultat.

27. BONNET. *Thérapeutique des malad. artic.*, 1853, pag. 355. — Un homme très vigoureux, âgé de 45 ans, se fit une entorse du genou dans un mouvement forcé de rotation de la jambe *en dehors*. Je le vis deux jours après l'accident ; on ne pouvait reconnaître dans le genou aucun dérangement physique ; il y avait seulement un peu d'épanchement de liquide dans la cavité synoviale. Le malade ne pouvait marcher qu'avec une peine extrême, il souffrait beaucoup et ne pouvait étendre que très incomplètement la jambe sur la cuisse. Cette disproportion entre la gêne des mouvements, qui était portée très loin, et l'inflammation, qui était peu intense, me fit penser qu'il y avait peut-être luxation des cartilages semi-lunaires. Je fis alors fléchir le genou aussi fortement que possible ; cette flexion fut douloureuse. Après l'avoir effectuée une première fois, j'étendis la jambe et je la fléchis de nouveau. Cette manœuvre fut suivie d'un soulagement immédiat ; le malade put marcher avec moins de peine et étendre complètement la jambe sur la cuisse. L'inflammation se dissipa avec rapidité.

28. William Toddd White. *Lancet*, tom. I, 1856. — J. S..., 33 ans, laboureur, s'était agenouillé pour trier des pommes de terre. En se relevant, il fut pris d'une douleur aiguë dans le genou droit. L'extension du membre était impossible. White, appelé quelques jours après, trouva la jambe fortement fléchie, le genou douloureux mais sans épanchement articulaire. L'extension complète était impossible ; toute tentative en était très douloureuse et était arrêtée par une violente contracture des muscles du jarret. La douleur était surtout manifeste vers le bord interne de la tubérosité du tibia. White chloroformise son malade, prend le genou à pleine main en pressant avec le pouce sur le bord de la tubérosité interne du tibia, fléchit complètement la jambe sur la cuisse, puis la porte en extension avec beaucoup de force. Répétant ces mouvements plusieurs fois, il sent quelque chose glisser sous son pouce dans le genou et aussitôt il peut obtenir une extension complète. Pendant quelques jours, le malade souffrit d'une certaine raideur de l'articulation, due à la contracture musculaire, mais cette contracture céda facilement à l'aide de frictions et de l'application de teinture d'opium. — Le malade pouvait tous les jours faire plus d'un mille pour aller montrer son genou à White.

29. Malgaigne. *Revue médico-chirurgicale*, tom. VI, pag. 180. — Un fabricant de pianos, après avoir donné un coup de rabot, faisant effort pour relever sa jambe gauche, qui était fléchie, sentit comme une sorte de torsion et de glissement dans son genou et ne put alors ni le fléchir ni l'étendre complètement. — Arthrite consécutive durant 4 mois. Huit mois plus tard, le malade, étant accroupi, éprouve en se relevant la même sensation de torsion et de glissement avec impossibilité d'étendre ou de fléchir complètement la jambe. Malgaigne voit le malade deux jours après. Il sent une saillie à la partie interne du genou gauche ; cette saillie semblait être formée par le cartilage semi-lunaire interne. Le genou sain présentait une saillie semblable, mais *bien moins prononcée*. Malgaigne imprime à la jambe de légers mouvements de flexion et de rotation, tout en pressant avec le doigt sur le cartilage saillant ; puis brusquement, il opère un double mouvement de flexion et d'extension complète. Le malade peut aussitôt se servir de son membre : la saillie avait bien diminué, mais sans disparaître

entièrement ; elle n'était plus que comme celle qui s'observait normalement sur le genou sain.

30. Dequevauvillier. *Revue médico-chirurgicale*, tom. VII, pag. 311. — D..., âgé de 68 ans, s'est aperçu, depuis cinq ans déjà, qu'il éprouvait parfois en s'accroupissant la sensation bien évidente d'un dérangement dans le genou gauche ; il en résultait toujours une grande difficulté à étendre la jambe. Un jour, en allant à la selle, il ressentit une vive douleur dans le genou gauche. Cette fois, l'extension de la jambe fut impossible. Dequevauviller, appelé auprès du malade, trouva la jambe fléchie à 120°. Les mouvements de rotation étaient possibles, l'extension et la flexion très limitées. De chaque côté du ligament rotulien, la palpation donnait la sensation d'une légère crépitation membraneuse, qui semblait indiquer une altération de la synoviale. «En dedans et en arrière, au niveau de l'interligne articulaire, une légère saillie existait sur tout le pourtour de ce côté de l'extrémité du tibia ; elle semblait formée par une plaque à arêtes mousses, située au-dessus de cet os et l'accompagnant dans tous ses mouvements ». Malgré une pression exercée sur cette saillie et combinée avec des mouvements forcés de flexion et d'extension, Dequevauviller ne put la faire disparaître, et le membre resta impotent. Il entoura le genou du malade avec une bande de flanelle serrée et l'autorisa à faire un exercice modéré. Au bout de quarante-cinq jours le malade marchait parfaitement bien, ne ressentant aucune douleur. La saillie persistait toujours, et Dequevauvillier se demande si elle s'est produite au moment de l'accident ou si elle est antérieure ?

31. Londe. *Revue médico-chirurgicale*, tom. XVII, pag. 51, et *Gazette médicale*, 1835, pag. 221. — A la suite d'exercices équestres souvent répétés qui exigeaient la flexion et l'adduction de la jambe, Londe sentit, un jour, après s'être baissé pour ramasser un objet à terre, qu'il ne pouvait se relever et que l'extension de la jambe lui était impossible. Une observation attentive lui fit supposer qu'il s'agissait d'une luxation du cartilage semi-lunaire interne. Marjolin, à qui il raconta son cas, fut de cet avis et dit qu'il connaissait plusieurs cas semblables «de cartilage semilunaire retroussé». — Telle ne fut pas l'opinion de l'Académie de Médecine, où l'on rit de ce diagnostic. Malgré cela, Londe persista dans son opinion : il considère la flexion et la rotation pro-

longées et souvent répétées comme une cause prédisposante. — Il réduisait sa luxation par le double mouvement de flexion et d'extension.

32. HAMILTON. *Traité des fractures et des luxations*, traduit par Poinsot. — N. Y..., 23 ans, s'était fait une subluxation de la jambe en dehors à la suite d'un coup reçu sur la partie interne et inférieure de la cuisse. Hamilton réduisit cette subluxation, et Y... put marcher. Deux jours après, une arthrite violente l'obligea à garder le lit pendant trois semaines. Quelque temps après, il marchait péniblement avec des béquilles dans son magasin, lorsque tout à coup il sentit quelque chose qui se déplaçait dans son genou et il tomba comme « entravé ». Depuis, cet accident s'est souvent renouvelé. Par la palpation on sentait, en dedans du ligament rotulien, un corps dur, mobile sous le doigt.

33. THORNDIKE. *Boston med. and surg. Journal*, 28 juin 1877. — Michel W..., âgé de 45 ans, fit une chute sur la rotule le 9 décembre 1876. Il entra à l'hôpital six jours après, ne pouvant marcher ni étendre la jambe. Il existait un point sensible à la partie interne du genou, immédiatement au-dessous de la rotule. La température de l'articulation était normale, l'épanchement peu considérable. On sentait très distinctement une petite saillie, située immédiatement au-dessous du condyle interne du fémur. La luxation fut réduite et aussitôt les mouvements devinrent plus faciles, mais on mit le malade dans un appareil pendant quelque temps. La marche ne fut jamais parfaite. — Cet homme avait reçu au genou, vingt ans auparavant, une blessure dont il n'avait jamais bien guéri.

34. FIFIELD. *Boston med. and surg. Journal*, 1877. — Le Dr Fifield observa un cas de ce genre. Le corps saillant fut réduit, et la réduction se fit avec un bruit sec. Les mouvements de l'articulation devinrent immédiatement normaux, et quatre jours après le malade sortait de l'hôpital parfaitement guéri.

35. KNOTT. *Dublin Journ. of medic. Science*, 1882, tom. LXXIII, pag. 479. — Knott a observé sur lui-même une luxation à répétition du cartilage semi-lunaire interne. Cette lésion fut le résultat d'une violence très légère et bien indirecte : elle se produisait le

plus souvent lorsqu'il heurtait le côté interne du gros orteil contre quelque chose, alors que le genou était légèrement fléchi.

L'accident lui arriva pour la première fois pendant son enfance : il se promenait dans une prairie, lorsqu'il heurta légèrement le côté interne de la pointe de son soulier contre une petite élevure de terre. Il resta immédiatement cloué sur place par une vive douleur, ressentie au côté interne du genou droit. La jambe était légèrement fléchie et en rotation externe ; tout mouvement volontaire du membre était impossible. Instinctivement, il comprima son genou avec ses deux mains, espérant ainsi diminuer la douleur. Cette pression eut pour résultat de diminuer la flexion et de produire une exacerbation de la douleur; mais en même temps un claquement fut perçu par les mains et par l'oreille et aussitôt, dit Knott, la guérison fut complète. L'accident se renouvela souvent, sous l'influence d'une même cause : la guérison s'obtenait toujours de la même manière. — Knott dit que son accident s'est reproduit vingt-quatre fois, dont deux depuis qu'il est médecin. Dans ces derniers cas, un examen attentif lui a fait supposer que le cartilage devait être pincé entre le condyle du fémur et le tibia.

36. SMITH. *Communication à la Société pathologique de Dublin, le 4 février 1865, rapportée par Knott* (in loc. cit.). — C'est un cas de luxation du cartilage semi-lunaire interne causée par une violence directe, d'un genre très extraordinaire. Un enfant de 16 ans avait été blessé au genou par un séran[1]. La pointe effilée de l'instrument avait pénétré dans le côté interne de l'articulation, contre le trajet de la veine saphène interne. L'enfant tomba en arrière et le crochet ressortit.

Issue de la synoviale et grave inflammation qui guérit après traitement. Après la guérison, il resta un certain degré de raideur dans l'articulation : le membre tendait à rester quelque peu fléchi, et l'on sentait distinctement, au niveau de la blessure, une saillie arrondie, élastique à la pression et n'étant certainement pas de nature osseuse. — Le diagnostic porté fut que le crochet, en pénétrant dans l'articulation, s'était fixé dans le cartilage semi-lunaire interne et avait ensuite déplacé ce cartilage en ressortant de l'article.

[1] Instrument qui sert à peigner le lin et le chanvre.

37. Margary. *Giornale della R. Acad. di med. di Torino*, mai-juin 1882. — Un maître d'armes fut atteint en 1872 d'une affection probablement rhumatismale de l'épaule et du genou gauche, qui céda à l'usage prolongé de l'iodure de K. Mais depuis cette époque il demeura sujet à une incommodité des plus gênantes : souvent pendant la marche ou l'exercice de l'escrime, l'extension du genou gauche était subitement arrêtée par une vive douleur avec sensation d'obstacle ; et si, pour garder son équilibre, le malade était obligé de compléter le mouvement, il percevait dans l'articulation une sorte de craquement ou plutôt de déchirement, qui lui causait une atroce souffrance. A la suite de cet accident, il éprouvait parfois des symptômes d'arthrite aiguë, qui l'obligeaient à garder le lit pendant quinze à vingt jours.—A l'examen, Margary soupçonna un corps étranger, mais ne put parvenir à en constater l'existence, jusqu'au moment où le malade lui proposa de reproduire devant lui l'accident. Pour cela, il lui suffisait de placer le pied gauche sur une chaise et de plier la jambe à angle aigu, en portant le membre dans la rotation en dehors.

Dans cette position, s'il commençait à étendre le genou, ce mouvement était arrêté vers l'angle de 110° environ, et, s'il passait outre, un craquement se faisait entendre, accompagné d'une douleur insignifiante quand la jambe était ainsi posée sur une chaise, mais d'une douleur terrible quand elle supportait le poids du corps. Pendant cette expérience, le malade pouvait, une fois arrivé au point d'arrêt, dégager son genou par un léger mouvement rétrograde et achever ensuite l'extension du membre sans difficulté.

Le doigt, appuyé sur le genou au moment du phénomène, avait la sensation d'un craquement qui se produisait au niveau de l'interligne articulaire, entre le bord interne du ligament rotulien et le bord antérieur du ligament latéral interne. A aucun moment on ne pouvait sentir un corps étranger. — Margary en conclut qu'il s'agissait du cartilage semi-lunaire interne, qui, à un certain moment, devait se trouver pincé entre le tibia et le condyle fémoral, d'où obstacle à l'extension complète et craquement douloureux quand on forçait cet obstacle.—La résection de ce cartilage fut décidée, et, l'articulation ayant été ouverte sous le spray, on extirpa sans difficulté la moitié antérieure du disque semi-lunaire.

Celui-ci ne présentait que non plus les surfaces articulaires du condyle et du tibia, aucune apparence d'altération. — Six mois après l'opération, le malade jouissait de la pleine liberté de ses mouvements et était en état de reprendre ses leçons d'escrime. Depuis lors, malgré un travail de onze heures par jour, la guérison ne s'est pas démentie, et il n'y a jamais eu la moindre gêne, ni le moindre craquement dans le genou.

38. Noble Smith. *British med. Journ.*, 1884, tom. I, pag. 415. — X... fit à l'âge de 16 ans une chute sur le genou gauche, qui l'obligea à garder le repos pendant neuf mois. Après ce temps, les mouvements étaient encore difficiles, et au plus léger accident un repos de plusieurs semaines devenait nécessaire. La marche était toujours pénible. Noble Smith vit le malade en 1882 (quinze ans après le premier accident). La marche était pénible, le genou légèrement fléchi, tout mouvement douloureux. Au palper on sent le cartilage semi-lunaire interne légèrement projeté en avant du bord supérieur du tibia. Noble Smith presse sur lui et produit en même temps des mouvements alternatifs de flexion et d'extension : le cartilage glisse alors en arrière, la luxation est réduite, le malade se sent aussitôt soulagé et peut marcher. — On le mit au repos pendant quelque temps, et on lui donna un appareil permettant la flexion et l'extension, mais s'opposant aux mouvements de latéralité. — Un an après, Smith revit le malade, qui allait très bien.

Smith rapporte plusieurs cas semblables.

39. W. J. Tyson. *British med. Journ.*, 1884, tom. I, pag. 415. — Une femme âgée de 59 ans souffrait du genou depuis dix ans. Tyson diagnostique une luxation du cartilage semi-lunaire interne semblable au cas précédent. Il met la jambe en flexion et rotation externe et presse en même temps sur le cartilage luxé. Celui-ci fuit en arrière, reprend sa position normale, et la malade se trouve aussitôt guérie. — On lui fit un appareil pour maintenir le cartilage en bonne position.

40. Th. Annandale. *British med. Journ.*, 1885, tom. I, pag. 779. — Thomas, 30 ans, mineur, entre à l'hôpital. Dix mois auparavant, étant accroupi, il avait glissé sur son genou et avait ressenti une vive douleur, mais malgré cela il avait continué son travail. Bientôt le genou s'enfla, la douleur devint plus vive, et le malade quitta

son travail. Depuis, il resta impotent. — A son entrée à l'hôpital. le genou est légèrement enflé, et le malade se plaint de douleurs assez vives pendant certains mouvements. Un examen attentif fit reconnaître une légère saillie au niveau du cartilage semi-lunaire interne. Cette saillie était surtout prononcée pendant la flexion. — Annandale ne crut pas devoir traiter ce cas par les moyens ordinaires et se décida à faire une opération. Il fit une incision le long du rebord du tibia parallèlement à la ligne du cartilage semi-lunaire interne. L'articulation ouverte, il constata que le fibro-cartilage, complètement détaché de ses insertions antérieures, était déplacé en arrière d'environ la moitié d'un pouce. Le cartilage fut saisi avec des pinces à forcipressure, tiré en avant dans sa position normale, et maintenu dans cette position pendant qu'on le fixait au tissu fibreux avoisinant et au périoste du tibia par trois points de suture au catgut chromique. La pince fut alors enlevée et le cartilage se maintint à sa place. Suture de la synoviale et suture des lèvres de la plaie extérieure. — On appliqua un bandage plâtré, afin de maintenir le genou dans le repos absolu. — L'état du malade après l'opération était parfait, la température normale. Au bout de sept semaines, l'appareil fut enlevé et de légers mouvements imprimés à l'articulation. Deux mois et demi après son entrée à l'hôpital, le malade fut renvoyé guéri, avec des mouvements articulaires excellents. Revu en avril 1887, la guérison s'est maintenue.

41. Th. ANNANDALE. *Britisch med. Journ.*, février 1887. — Annandale rapporte de nouveau le cas précédent et en ajoute deux autres : l'histoire et les symptômes des lésions ne sont pas faits, l'auteur insiste surtout, comme on va le voir, sur le traitement.

Un jardinier, âgé de 32 ans, entre à l'hôpital le 23 novembre 1885, avec les symptômes de luxation du cartilage semi-lunaire interne. Annandale ouvre l'articulation et trouve le cartilage détaché de ses *insertions antérieures*[1], replié en arrière sur lui-même et refoulé vers l'échancrure intercondylienne. Il le remet en place et, comme dans l'observation précédente, le fixe par des points de suture au catgut. Six semaines de pansement, guérison complète.

42. J. G..., 35 ans, mineur, entre à l'hôpital le 19 juillet 1886, souffrant du genou droit. Annandale diagnostique une luxation du

[1] Annandale ne dit pas que les adhérences du cartilage interne au ligament latéral interne fussent rompues.

cartilage semi lunaire interne, fait l'opération le 21 juillet. Lé 21 août, le malade sortit mais avec un appareil. Il revint un mois après, le bandage fut enlevé. Les mouvements étaient assez faciles bien que pas complètement parfaits. Dans ce cas, les attaches antérieures du cartilage n'avaient été que partiellement détachées.

43. CROFT. *Britisch me l. Journ.*, mars 1888. — Malade ayant eu des rhumatismes huit ans auparavant, mais qui n'avaient pas laissé de traces. — Il entre à l'hôpital, à la suite d'un accident qui lui était arrivé au genou droit et datant de trois semaines. Le membre est impotent, le genou douloureux pendant les mouvements. Croft diagnostique une luxation du cartilage semi-lunaire interne et propose au malade l'opération d'Annandale. L'opération a lieu le 5 mars 1887. Les attaches antérieure et postérieure du cartilage étaient conservées, mais les attaches intermédiaires étaient en partie détruites, et une languette de 3 à 4 millim. était détachée de la face supérieure du cartilage semi-lunaire interne. — Section des attaches antérieure et postérieure, *extraction du cartilage.*La plaie est refermée. Quatorze jours après, guérison. Le malade fut revu quatre mois plus tard, il marchait bien.

44. DAWIES COLLEY. *Britisch med. Journ.*, mars 1888. — Un gentleman de 21 ans, étant à cheval, reçut un choc sur le genou qui l'obligea à garder le repos pendant quelque temps. Six mois après, jouant au Lawn-Tennis, il fit une chute et présenta les symptômes d'une luxation du cartilage semi-lunaire. La luxation fut réduite, mais elle se reproduisit fréquemment. — Dawies Colley lui fit l'opération d'Annandale. Il trouva le cartilage semi-lunaire interne divisé en trois fragments et les sutura.

45. WILLIAM ALLINGHAM. *Brit. med. Journ*, mai 1888. — Un homme de 33 ans, charretier, portait un lourd fardeau, lorsqu'il sentit quelque chose glisser dans son genou droit et éprouva une vive douleur. La douleur reparaît chaque fois qu'il veut travailler. Un an après le premier accident, Allingham propose une opération, cette opération est acceptée, et il fait une incision verticale de 2 pouces de long au côté interne du genou. La jointure ouverte, l'index y fut introduit et trouva le cartilage semi-lunaire interne, qui pouvait être facilement déplacé en avant et en dehors sur la tête du tibia. Le fixant avec le doigt, Allingham le sutura solidement avec du catgut au périoste de la tête du tibia. Lavage de

l'articulation; suture au catgut des lèvres de l'ouverture de la synoviale; sutures superficielles au fil d'argent; pas de drain.—Guérison complète sans incident: le malade peut de nouveau travailler. Sept mois après, la guérison se maintenait.

Allingham a fait une incision verticale, mais désormais il fera, dit-il, l'incision transversale conseillée par Annandale, qui permet de mieux examiner la jointure. Il conseille de traiter la synoviale comme le péritoine : c'est-à-dire de ne pas y laisser de sang et d'en suturer les lèvres de l'incision.

46. MAURICE. *Brit. med. Journ.*, 1888, tom. II, pag. 1160. — Il s'agit d'un policeman, qui à la suite d'un accident (?) ne pouvait marcher et souffrait dans le genou droit, qui était un peu enflé. On sentait le cartilage semi-lunaire interne luxé au genou droit.

L'accident était arrivé fin décembre. Le 31 janvier, on fit une incision longitudinale de 2 pouces. L'articulation ouverte, il en sortit du liquide, car il existait une hydarthrose assez grande. On trouva l'extrémité antérieure du cartilage détachée et déplacée en arrière. On remit le cartilage en place et on le fixa par des sutures métalliques aux tissus fibreux qui entourent la tête du tibia. — Lavage de l'articulation avec solution mercurielle; drainage par quelques brins de soie; la plaie fut fermée par des points de suture au catgut. Suites simples. Température normale. Guérison en six semaines. Le malade put reprendre son métier de policeman.

47. LEWENTAÜER. *Cent. f. Chir.*, n° 17, pag. 301, 1889. — Un homme de 36 ans se subluxa le cartilage semi-lunaire interne du côté gauche en voulant s'accroupir, la jambe étant en forte rotation externe. Il ressentit une violente douleur dans le genou et ne put étendre la jambe. Il appuya fortement sur son genou avec les deux mains, entendit un craquement et parvint à remettre sa jambe en extension.—A l'exploration, on pouvait sentir, lorsque la jambe était fléchie à angle droit, une saillie, faite par le cartilage luxé, à 1 centim. en dedans du bord interne du ligament rotulien. — La réduction ne fut pas faite, et les douleurs persistèrent longtemps.

Le malade se sert cependant un peu de sa jambe, mais l'extension complète est impossible.

48. ALLINGHAM. *Brit. med. Journ.*, 1889, tom. I, pag. 245.— W..., âgé de 20 ans, jouait au Football, lorsque, courant après la balle, il fit une chute et tomba assis, les jambes croisées. Il ressentit, en

se relevant, une vive douleur au côté interne du genou droit ; quelques jours de repos le soulagèrent. Il revint au jeu du Football, mais il dut se retirer à cause de la douleur qui redevint très vive au genou Plusieurs mois après, il heurta de nouveau sa jambe en jouant au cricket, et depuis il ressentit de vives douleurs au plus léger mouvement.—Allingham trouva, sur le côté interne du genou, entre le fémur et le tibia, une saillie d'un pouce et demi de longueur, légèrement mobile. Il fit une incision antéro-postérieure de deux pouces de long, ouvrit l'articulation et trouva que la saillie était formée par le cartilage semi-lunaire interne arraché de ses insertions antérieures. Il voulut l'enlever, mais ne le put, car il était solidement attaché en arrière. Il introduisit alors des ciseaux dans l'articulation et excisa le plus qu'il put du cartilage semi-lunaire.. Suture de la plaie. Guérison rapide. 3 mois après l'opération, les mouvements étaient normaux, et le malade marchait, courait comme si rien ne lui était jamais arrivé.

49. ANNANDALE. *Brit. med. Journ.*, 1889, tom. I, pag. 291. — Annandale cite un cas dans lequel les attaches du cartilage semilunaire interne étaient si bien arrachées que le fibro-cartilage était plié comme une carte de visite cornée. Il put le remettre dans sa position normale et l'y fixa par quatre points de suture au catgut. — Guérison sans incident. Le malade marcha très bien.

50. Il cite un autre cas d'excision du fibro-cartilage : Un mineur, fort et bien portant, entre à l'hôpital le 11 juillet 1888 avec une lésion du genou. 11 mois auparavant, étant au travail, un bloc de charbon était tombé sur son genou. Aussitôt grande douleur, l'articulation s'enfla un peu, le malade se reposa quelques jours, puis reprit son travail. Mais de temps en temps une douleur vive l'obligeait à s'arrêter. Dans les derniers mois, ces accidents se renouvelaient plus fréquemment, et le malade sentit un jour que « quelque chose se remuait dans son articulation». — A l'examen on ne trouve qu'un léger épanchement dans la cavité articulaire et de la douleur au niveau du cartilage semi-lunaire interne. —Le 18 juillet, Annandale ouvre l'articulation et trouve, comme dans l'observation de Croft, une languette détachée de la face supérieure du cartilage semi-lunaire. Il enlève celui-ci presque complètement, ne laissant qu'un peu de sa partie postérieure. Suture de la plaie, pas de drainage, guérison parfaite. Le malade sortit de l'hôpital le

16 août et revint en décembre montrer son genou, qui était parfaitement guéri.

51. Laüenstein. *Deutsche med. Woch.*, nº 9, pag. 169, 1890. Un homme de 51 ans, ancien marin, souffre, depuis huit ans, de troubles fonctionnels intermittents du genou droit. Ces troubles sont caractérisés surtout par l'impossibilité d'étendre la jambe. On y remédie par des frictions et par une flexion énergique. Le 17 juin, Laüenstein trouve le malade dans cette position incommode, souffrant beaucoup. On ne découvre qu'un point spécialement douloureux à la partie interne ; pas d'épanchement.—Ouverture de l'articulation par une incision longitudinale en dedans. En pliant fortement le genou, l'auteur reconnaît que l'insertion antérieure du ménisque interne est déchirée, ce qui a permis à ce ménisque de se replier et de s'interposer à faux entre les surfaces articulaires. Suture. Guérison par première intention. Cure de massage pendant quelques semaines. — Guérison définitive.

52. *Observation inédite, communiquée par* M. le professeur Tédenat. — Louis P..., âgé de 36 ans, voyageur de commerce, fortement constitué, sans maladie antérieure grave, souffre depuis l'âge de 20 ans de douleurs rhumatoïdes dans diverses articulations et de myalgies. Artério-sclérose marquée. Père rhumatisant.

A l'âge de 30 ans, en montant en voiture, le malade éprouva une vive douleur dans le genou droit, qui resta fixé en position de flexion modérée. Porté dans son lit, le malade y resta pendant cinq jours, sans pouvoir étendre la jambe. M. Tédenat, appelé alors, trouva la jambe fléchie et légèrement tournée en dehors ; le genou n'était ni rouge ni tuméfié, partout indolore sauf au niveau de l'interligne, à 2 ou 3 centim. du bord interne du ligament rotulien, où existait une légère saillie anormale douloureuse à la pression. M. Tédenat fit exécuter de grands mouvements d'extension et de flexion, qui furent très douloureux. L'articulation récupéra sa mobilité et, après trois jours de compression ouatée, le malade reprit ses occupations.

Le même accident est arrivé cinq ou six fois au malade, soit en montant un escalier, soit en marchant. Il est continuellement obligé de se surveiller, car chaque fois qu'il fléchit un peu trop la jambe il est exposé à souffrir et à ne plus pouvoir l'étendre, sans le secours de quelqu'un.

M. Tédenat lui a conseillé d'abord une genouillère élastique, qui l'a soulagé. Malgré cela, il se sent peu maître de son articulation, qui est le siège de ressauts quand il fléchit un peu la jambe sur la cuisse, et qui se fixe quand la flexion arrive à l'angle droit.

Le malade accepte une opération qui lui a été proposée par M. Tédenat, lequel pense que la partie arrondie, saillant en dedans du bord interne du tendon rotulien au niveau de l'interligne, est un corps étranger articulaire. L'opération est pratiquée, le 5 juin 1889, avec toutes les précautions antiseptiques. Après anesthésie, e membre mis en flexion, la petite masse vient faire saillie, la jambe étant en légère rotation externe. Incision verticale sur la saillie dure, fixe. Après incision de la capsule, M. Tédenat constate que ce qu'il avait pris pour un corps étranger est le ménisque interne décollé dans sa partie antérieure et tordue sur son axe. Il le saisit avec une pince de Kocher, l'attire en dehors et le sectionne à son attache antérieure, puis à 3 centim. de son extrémité antérieure, juste au point où il n'est plus décollé. Quatre points de suture au catgut. Pansement iodoformé. Membre mis en extension sur une attelle de Bœckel.

15 juin. Le malade n'a eu ni fièvre, ni douleurs. Le pansement est levé pour la première fois. Réunion parfaite ; pas de gonflement, pas d'hydarthrose. Un pansement ouaté enveloppe tout le membre inférieur, et le malade est invité à garder le repos pendant une quinzaine de jours.

3 juillet. Raideur légère. Massage. A partir du 20 juillet, le malade marche sans gêne, sans douleur.

Il n'a plus jamais éprouvé les accidents pour lesquels l'opération a été faite[1].

Toutes ces observations n'ont évidemment pas la même valeur, et nous comprenons toutes les objections que certaines d'entre elles peuvent soulever. Peut-être parmi ces observations plusieurs ne sont-elles que des observations erronées de corps étrangers articulaires ; la chose est possible, mais cette hypo-

[1] A cette liste d'observations nous pourrions en ajouter encore une de Broadurst (St-George's Hospital reports, tom. II, pag. 142) et six autres rapportées par Howard Marsh dans son livre (Diseases of the Joints, pag. 196 et suiv.). Mais la liste que nous donnons est assez longue, et ces quelques observations de plus n'apprendraient rien de nouveau.

thèse n'est pas plus prouvée. En effet, tandis que les corps étrangers voyagent dans l'articulation, apparaissant tantôt à la partie interne, tantôt à la partie externe du genou, comme le dit Desault, et comme l'ont dit bien d'autres après lui au contraire, dans les observations que nous relatons, et parmi elles, dans celles qui prêtent le plus à la critique, nous voyons un symptôme constant : la localisation de la douleur et de la saillie, quand celle-ci existe, toujours en un même endroit, pour une même observation donnée. On a, il est vrai, mentionné des cas de corps étrangers se déplaçant toujours en un même endroit, et il se peut que dans quelques-unes de ces observations l'erreur ait été commise, comme l'a fait remarquer Gimelle en citant le cas de Larrey lors de la communication de Londe à l'Académie de Médecine. Mais, pour que ces observations puissent être réfutées, il eût fallu que la présence d'un corps étranger pût être démontrée dans chacune d'elles comme dans le cas de Larrey. Si cela n'a pas été fait pour les observations qui ont prêté à la critique de Gimelle, de Velpeau, de Verneuil, de Panas, de Forget, de Spillmann, etc..., les opérations de Margary, d'Annandale, de Croft, d'Allingham, de Nicoladini, de Tédenat, etc..., sont venues dans une nouvelle période démontrer l'existence des déplacements des cartilages semi-lunaires, bien réelle et indépendante des corps étrangers. Et d'ailleurs les corps étrangers peuvent manifester leur présence à l'occasion de tout mouvement, tandis que, si l'on considère les observations précédentes, dans toutes la luxation des cartilages ne se produit *que pendant la flexion avec rotation de la jambe.* Cette rotation n'a pas toujours été remarquée ; elle semble avoir échappé à l'observation, mais on la devine tout de même d'après la position indiquée, pendant laquelle est arrivé l'accident. On va d'ailleurs voir, d'après nos expériences, que cette rotation est nécessaire à la production de la luxation des cartilages semi-lunaires et même, nous pouvons le dire par anticipation, que la rotation exagérée de la jambe dans un sens ou dans l'autre est la seule vraie cause de la luxation de l'un ou l'autre cartilage.

Les expériences cadavériques ne nous ont pas donné du premier coup ce que nous désirions, et, nous devons l'avouer, nous allions tout d'abord un peu au hasard. Mais peu à peu le jeu des cartilages semi-lunaires pendant les divers mouvements de l'articulation nous est apparu plus clair, nous avons pu mieux diriger nos efforts, et nous avons enfin obtenu les résultats que nous demandions.

EXPÉRIENCE I. — La peau et l'aponévrose du genou sont enlevées après dissection. Le ligament rotulien, les ligaments latéraux, la capsule et les muscles périarticulaires sont conservés. — On voit alors la capsule relâchée en avant et légèrement tendue en arrière, les ligaments latéraux tendus et les cartilages semi-lunaires régulièrement placés et remplissant les sinus péricondyliens.

Flexion directe. — Le ligament rotulien se tend; la capsule articulaire se tend en avant, se relâche en arrière ; les ligaments latéraux se relâchent ; la partie antérieure des cartilages semi-lunaires s'enfonce un peu dans l'interligne articulaire, et leur partie postérieure fait au contraire une très légère saillie en arrière au niveau de ce même interligne.

Flexion avec rotation externe. — La tubérosité interne du tibia se porte en avant, la tubérosité externe en arrière; le bord interne du ligament rotulien se tend fortement : les ligaments latéraux, normalement relâchés pendant la flexion simple, se tendent ; la partie antérieure du cartilage semi-lunaire interne s'enfonce un peu plus que dans la flexion simple, et sa partie postérieure fait une saillie plus prononcée en arrière. Le cartilage semi-lunaire externe se porte au contraire un peu en avant et s'enfonce légèrement en arrière (fig. 7); la capsule est tendue. Le mouvement de rotation ne peut être porté plus loin. — Nous coupons alors, en avant, la capsule sur le rebord de la tubérosité interne du tibia : la partie antérieure du cartilage semi-lunaire interne s'enfonce davantage, et la rotation augmente légèrement. Nous ramenons le membre en extension : tout est normal. — Nous replaçons la jambe en flexion avec rotation externe ; nous introduisons la lame d'un scalpel et nous sectionnons l'insertion antérieure du cartilage semi-lunaire interne au tibia : aussitôt ce cartilage s'enfonce profondément entre les surfaces articulaires, et la rotation devient encore plus grande.

Nous ramenons la jambe dans la flexion directe, puis dans l'extension, et nous voyons le cartilage semi-lunaire qui s'était enfoncé dans le mouvement précédent, glisser en avant pour reprendre sa situation normale. Mais au moment où l'extension complète est atteinte, cette partie antérieure du fibro-cartilage, qui s'était enfoncée dans l'articulation pendant la flexion, fait une forte saillie en avant et paraît chassée par la pression des surfaces articulaires comme un noyau de cerise qu'on presse entre les doigts.

EXPÉRIENCE II. — Genou préparé de la même façon. — *Flexion avec rotation en dehors. Section de l'insertion postérieure du fibro-cartilage interne au tibia :* la rotation augmente après cette section, et la partie antérieure du fibro-cartilage interne est dans ce cas moins enfoncée dans l'articulation que dans l'expérience précédente, mais la partie postérieure du fibro-cartilage fait, en arrière, une saillie prononcée sous le muscle jumeau et sous l'expansion ligamenteuse du demi-membraneux.

Conclusions. — Ces deux expériences nous prouvent que le cartilage glisse sur le tibia, que ce glissement est limité d'abord par la capsule et ensuite par son attache antérieure au tibia ; que si ces attaches sont rompues, la partie antérieure du carti-

lage interne peut, pendant la rotation en dehors, s'enfoncer beaucoup plus dans l'articulation, et être pincée entre les surfaces
articulaires au moment de l'extension. Elles montrent aussi que
pendant l'extension le condyle interne pèse sur ce fibro-cartilage,
puisque celui-ci glisse hors de l'articulation lorsque ses attaches
sont rompues. — Elles montrent enfin que le fibro-cartilage
interne limite la rotation en dehors, puisque celle-ci s'exagère
après section de ses attaches antérieures.

EXPÉRIENCE III.—Genou préparé de la même façon.—*Flexion
avec rotation en dedans* : la partie antérieure du cartilage semi-
lunaire interne est légèrement repoussée en avant, tandis que sa
partie postérieure s'enfonce légèrement en arrière dans l'articulation ; la partie antérieure du cartilage semi-lunaire externe
s'enfonce au contraire entre les surfaces articulaires, tandis que
la partie postérieure fait une légère saillie en arrière. (C'est
l'inverse de ce qui se passait dans les expériences précédentes.)
La capsule est un peu tendue ; le bord externe du ligament rotulien et les ligaments latéraux le sont aussi, mais un peu moins
que dans la rotation en dehors. *Le tenseur du fascia lata* est
extrêmement tendu. — Nous sectionnons la capsule en avant sur
le tibia : la partie antérieure du cartilage semi-lunaire externe
s'enfonce alors davantage entre les surfaces articulaires, *mais la
rotation n'est pas augmentée.*— Nous sectionnons l'insertion de la
corne antérieure du cartilage semi-lunaire externe : ce cartilage
s'enfonce encore plus entre le condyle et le tibia, mais *la rotation en dedans est toujours la même.*—Tout en maintenant la jambe
dans la flexion avec rotation en dedans, nous lui faisons subir un
mouvement d'adduction : ce mouvement est peu prononcé ; nous
voyons cependant que le fibro-cartilage, qui n'est plus maintenu
ni par la capsule ni par son attache antérieure au tibia, a de la
tendance à s'enfoncer davantage dans l'articulation.

Nous ramenons la jambe dans la flexion directe, puis dans

l'extension et, au moment où celle-ci est atteinte, la partie antérieure du cartilage, libérée de ses attaches par la section que
nous en avons faite, glisse en avant comme le faisait la partie
antérieure du semi-lunaire interne dans une pareille situation.

Nous sectionnons alors le ligament latéral externe et les
attaches de la capsule au fibro-cartilage sur tout son pourtour :
nous voyons le cartilage semi-lunaire externe expulsé du sinus
péricondylien : nous constatons en même temps que l'angle
fémoro-tibial tend à se fermer un peu plus.

Conclusions. — Cette expérience nous prouve que le fibro-
cartilage externe est mobile, plus mobile même que l'interne ;
qu'il ne limite pas la rotation de la jambe en dedans, comme
l'interne limitait la rotation en dehors ; que, si ses attaches à la
capsule se rompent, ou si la capsule est trop lâche, le fibro-
cartilage peut, pendant la flexion, s'enfoncer un peu trop entre
les surfaces articulaires et être pincé par elles au moment de
l'extension. — La tendance qu'a ce fibro-cartilage à s'enfoncer
profondément pendant le mouvement d'adduction de la jambe,
lorsque la capsule est sectionnée sur son pourtour, nous permet
de comprendre qu'il puisse se mettre dans les positions décrites
par Reid, Fergusson et Goddlee. — Enfin cette expérience montre encore que le cartilage semi-lunaire externe sert à redresser
un peu l'angle fémoro-tibial.

EXPÉRIENCE IV. — Sujet âgé et infiltré. Genou droit : même
préparation que précédemment. *Légère abduction de la cuisse,
flexion de la jambe à angle droit; rotation forcée de la jambe et du
pied en dehors :*

La partie antérieure du cartilage semi-lunaire interne s'enfonce dans l'articulation, la capsule se tend.

Rotation plus prononcée. — Il se produit un craquement, ce
sont les fibres les plus superficielles de la capsule qui se déchi-
rent dans leurs insertions au tibia : la partie antérieure du

fibro-cartilage interne s'enfonce davantage; la rotation augmente légèrement. Si nous voulons relever la jambe, nous sentons un frottement anormal qui, sur le cadavre, gêne peu pour produire l'extension : c'est le cartilage, enfoncé entre les surfaces articulaires, qui est serré et pincé par elles, mais grâce au poli des surfaces qui le compriment il est chassé en avant. — On peut se bien représenter ce qui doit, à ce moment, se passer sur le vivant: le cartilage étant ainsi pincé entre les surfaces articulaires, le patient perçoit à son niveau une vive douleur, qui instinctivement immobilise sa jambe par contraction réflexe des muscles fléchisseurs. L'impossibilité de l'extension n'est donc pas due à la subluxation du fibro-cartilage, mais est surtout produite par la douleur. Le patient doit s'armer de courage et faire un effort douloureux pour redresser complètement sa jambe.

Conclusions. — Dans cette observation nous avons donc produit, en *exagérant la rotation de la jambe en dehors*, un premier degré de subluxation de la partie antérieure du fibro-cartilage interne. Ce premier degré a été dû à la déchirure partielle de la capsule. — On comprend très bien que pareille chose puisse se produire sans déchirure sur un sujet dont la capsule serait très lâche.

L'expérience a été répétée sur la jambe gauche, même résultat.

EXPÉRIENCE v. — Sujet jeune, peu musclé. Même préparation du genou. *Rotation forcée de la jambe et du pied en dehors*: premier craquement, déchirure de la capsule.

Rotation plus prononcée: deuxième craquement ; *l'insertion antérieure du cartilage semi-lunaire interne se rompt en arrachant une petite esquille osseuse*; le cartilage s'enfonce alors très profondément et la rotation devient plus grande. — Nous ramenons la jambe en extension, nous sentons le cartilage, pincé entre les surfaces articulaires ; mais sur le cadavre, où la douleur ne peut immobiliser la jointure, le cartilage glisse et vient, la jambe étant étendue, faire saillie en avant de l'interligne articulaire.

Nous répétons plusieurs fois de suite sur cette même jambe les mêmes mouvements, et, une fois, nous voyons l'extrémité antérieure du cartilage détachée se relever comme pour se replier : nous songeons aussitôt à l'observation d'Annandale (n° 49), dans laquelle la partie antérieure du cartilage fut trouvée repliée comme le coin d'une carte de visite que l'on aurait cornée.

Lorsque, pendant la rotation en dehors, l'extrémité antérieure du fibro-cartilage est bien enfoncée, si nous la maintenons avec la pointe d'un scalpel et l'empêchons de glisser en avant au moment de l'extension, nous voyons son bord épais faire saillie en dehors de l'articulation immédiatement en avant du ligament latéral interne : ceci nous explique la saillie constatée dans plusieurs des observations : dans ces cas, le cartilage luxé et pincé entre les surfaces articulaires est immobilisé pour elles.

Expérience vi. — Sujet jeune, assez bien musclé. Même préparation du genou. — *Rotation forcée de la jambe et du pied en dedans.*

Il nous faut ici déployer une grande force, le tendon du tenseur du fascia lata se tend, et nous sentons que c'est lui qui arrête la rotation. Pendant que l'aide maintient la cuisse, nous nous mettons à deux pour exagérer la rotation en dedans : le fascia lata s'arrache de ses insertions au tibia, entraînant un gros morceau d'os. Aussitôt la rotation devient plus grande : rien ne paraît dérangé au niveau du cartilage semi-lunaire externe ; l'enfoncement de sa partie antérieure est un peu plus prononcé, mais la capsule n'est pas déchirée. Nous efforçant d'exagérer encore la rotation de la jambe en dedans, nous sommes arrêtés par la tension du ligament latéral externe et des ligaments croisés.

Nous n'avons donc ici rien obtenu au point de vue de la luxa·

tion, si ce n'est une exagération de l'enfoncement entre les surfaces articulaires de la partie antérieure du fibro-cartilage externe. Mais cet enfoncement est suffisant pour permettre le pincement du cartilage entre le condyle et le tibia au moment de l'extension. Ce pincement se produira facilement, grâce à la grande mobilité du fibro-cartilage externe, si la capsule est lâche: c'est sans doute le cas des observations de Lefort et de Lannelongue. Cependant, étant donnée la grande mobilité du fibro-cartilage externe, il faut que la flexion de la jambe atteigne au moins 90°, pour que la partie antérieure de ce fibro-cartilage, enfoncée entre les surfaces articulaires, soit pincée par elles.

Or, dans l'observation de Lannelongue le premier craquement et la douleur se produisent dès que, partant de l'extension, on a parcouru 20°, c'est-à-dire dans une flexion d'environ 160°. Aussi avons-nous réfléchi beaucoup à cette observation et nous sommes-nous demandé s'il ne s'agissait pas plutôt d'une petite tumeur fixée à la face supérieure du cartilage semi-lunaire externe. Annandale (*British med. Journ.*, février 1877) rapporte, à la suite d'observations de luxation de cartilage semi-lunaire, trois cas de ces petites tumeurs. L'erreur de diagnostic fut commise dans le premier cas et reconnue seulement après l'ouverture de l'articulation : il s'agissait d'une petite tumeur graisseuse siégeant à la face supérieure du cartilage semi-lunaire interne et donnant lieu aux symptômes de déplacement du fibro-cartilage.

Expérience VII. — Sujet jeune, bien musclé. Cadavre frais. La peau seule est enlevée, l'aponévrose est conservée pour voir si elle ne se déchire pas dans les divers mouvements forcés que nous produisons.

Flexion à angle droit; rotation en dehors. — Le cartilage semi-lunaire interne s'enfonce, mais rien ne se déchire au genou. — La force portant sur le pied, le sommet de la malléole externe se casse en même temps que le ligament latéral interne de l'articulation tibio-tarsienne se déchire.

Rotation en dehors plus puissante. — Un aide maintient la cuisse sur la table, et nous nous mettons trois pour exagérer la rotation en dehors. Sous l'influence d'un grand effort nous portons un peu la jambe en abduction, quelque chose se déchire : ce sont des fibres du ligament latéral interne fortement distendues par l'abduction.

Nous reportons la jambe dans l'axe du membre inférieur, *nous fléchissons à angle aigu et nous produisons encore une rotation puissante de la jambe en dehors*, un craquement se fait entendre : ce sont des fibres de la capsule articulaire sous-jacentes au ligament latéral interne, qui s'arrachent de leurs insertions au condyle interne. En même temps, la jambe, étant ainsi fléchie à angle aigu, nous percevons dans le genou un soubresaut particulier. — Nous ouvrons la capsule et nous voyons que le condyle interne du fémur est passé en arrière du cartilage semi-lunaire interne : le condyle fémoral repose sur la partie postérieure du plateau tibial et refoule un peu en avant la partie postérieure de ce fibro-cartilage qui présente alors la forme suivante : sa partie antérieure est fortement tendue (AD" fig. 8) et s'enfonce un peu sur la surface glénoïde du tibia ; sa partie postérieure C" est convexe en avant.

Pour relever la jambe, nous sentons d'abord un point d'arrêt ; puis nous percevons un soubresaut qui se produit avec un certain bruit : la luxation est réduite, la jambe se meut facilement.

A l'examen, le cartilage semi-lunaire interne est intact ; ses cornes antérieure et postérieure présentent des fibres solides et intactes ; la capsule intacte aussi en arrière présente quelques fibres déchirées sous le ligament latéral interne.

Ainsi sur ce sujet, dans la flexion à angle droit, l'aponévrose, la capsule, les attaches antérieure et postérieure du fibro-cartilage interne ont résisté.

Dans *la flexion à angle aigu avec rotation forcée en dehors*, la capsule trop tendue dans sa partie interne, a laissé se déchirer quelques unes de ses fibres, et la partie postérieure du cartilage semi-lunaire interne a glissé sous le condyle fémoral et s'est portée au-devant de lui.

C'est bien là la reproduction de l'expérience de Bonnet *(Maladies des art.*, tom. II, pag. 191). Une différence cependant : Bonnet a produit cette luxation lorsque la jambe était seulement fléchie à angle droit, et il l'a obtenue sans aucune déchirure de la capsule. La déchirure de la partie interne de la capsule, qui s'est produite pendant notre expérience, et la flexion au delà de l'angle droit, dans laquelle nous avons dû porter la jambe, s'expliquent parce que nous expérimentions sur un sujet jeune, robuste et ayant une articulation du genou solide et bien serrée. Le sujet de Bonnet présentait au contraire « des articulations ayant une assez grande laxité ».

Voici comment nous nous expliquons le mécanisme de cette luxation. Dans la rotation de la jambe en dehors, la surface glénoïde interne du tibia glisse d'arrière en avant sous le condyle fémoral interne, et le cartilage semi-lunaire interne, qui emboîte le condyle fémoral, est retenu par lui et glisse, grâce à sa mobilité, en sens inverse du tibia, c'est-à-dire d'avant en arrière ; sa partie postérieure fait saillie sur le rebord postérieur du tibia (fig. 8, A D′ C′ B). Mais bientôt ce cartilage, atteignant la limite de son déplacement possible, devient fixe. A ce moment, placé entre le condyle et le tibia comme un coin solide entre une roue et le sol, il arrête le mouvement de rotation de la jambe : la résistance (attache du cartilage au tibia) égale la force qui produit la rotation de la jambe. Que cette dernière augmente, la résistance pourra céder, et le cartilage, redevenu mobile par suite de la rupture de ses attaches, pourra permettre une rotation plus grande : c'est ce que nous avons obtenu dans l'expérience 5. Si la résistance (insertions du fibro-cartilage) est assez solide pour ne pas céder, et si la puissance de rotation augmente toujours, le condyle fera comme la roue qui passe par-dessus l'obstacle qu'elle rencontre : il passera par-dessus le fibro-cartilage, ou plutôt celui-ci glissera entre les surfaces articulaires en avant du condyle, c'est ce qui s'est produit dans cette expérience-ci.

En effet, le cartilage semi-lunaire interne, maintenu en arrière par le condyle pendant le mouvement de rotation de la jambe en dehors, résiste et fait un peu saillie sur le rebord postérieur du tibia. Mais, la rotation augmentant, il suit le tibia, qui l'entraîne et le force à glisser sous le condyle fémoral. A ce moment, celui-ci se porte en arrière, tandis que la partie postérieure du cartilage semi-lunaire se porte en avant de lui. — Or, si la puissance qui produit la rotation forcée de la jambe en dehors cesse alors d'agir, la jambe tend à revenir de cette rotation, et le condyle tend à reprendre sa situation sur la cavité glénoïde interne. Mais le condyle rencontre alors le bord postérieur épais du fibro-cartilage qui l'en empêche. Cependant, comme ce cartilage est mobile et élastique, il cède un peu sous la poussée du condyle et se laisse refouler en avant, jusqu'au moment où, sa mobilité et son élasticité ayant atteint leur maximum, il résiste et empêche la rentrée complète du condyle sur le plateau tibial.

La figure 8 montre la situation du cartilage semi-lunaire interne dans cette luxation : A D C B cartilage en situation normale ; A D' C' B, ce cartilage maintenu en arrière par le condyle fémoral pendant que la tubérosité interne du tibia se porte en avant. De cette position le cartilage glisse sous le condyle, en avant de lui, repasse par A D C B, et poussé par le condyle, qui presse sur sa partie postérieure, il prend la forme A D" C" B.

RÉSISTANCE DES ATTACHES ANTÉRIEURE ET POSTÉRIEURE DES CARTILAGES SEMI-LUNAIRES. — Pour nous rendre compte de la puissance de ces insertions, nous avons voulu voir quels poids elles pourraient supporter. Après avoir ouvert une articulation nous avons sectionné les attaches capsulaires des cartilages semi-lunaires, ne conservant que les insertions de leurs cornes antérieure et postérieure, et nous avons suspendu des poids à ces fibro-cartilages. Mais nous nous sommes aperçu que, pour bien voir la puissance d'insertion de chaque corne, il fallait agir sur chacune d'elles en particulier. Nous avons alors coupé en deux chaque fibro-cartilage et nous avons agi séparément sur chacune de ses moitiés.

La traction a été faite : 1° suivant la direction de l'insertion des fibres des cornes sur le tibia ; 2° suivant une direction inverse à celle de ces mêmes fibres.

Nous n'avions à notre disposition que des poids divers, dont l'ensemble formait 30 kilos. Ils ont été insuffisants pour rompre chacune de ces attaches, même prises isolément, lorsque le sens de la traction se faisait suivant la direction des fibres. Et nous croyons que la traction pourrait être facilement portée à plus de 50 kilos sans que ces attaches s'arrachent. Or dans les divers mouvements de rotation de la jambe, la traction exercée par les condyles sur les fibro-cartilages, qu'ils retiennent et empêchent de suivre le déplacement du plateau tibial, se fait toujours suivant la direction de l'insertion des fibres de ces cartilages sur le tibia. Aussi comprenons-nous que pour produire la luxation avec arrachement de la corne antérieure du cartilage semi-lunaire, il faille des traumatismes d'une certaine violence (L'arrachement de cette corne est le seul qui puisse se produire pour les motifs que nous avons exposés plus haut, pag. 47 et 48). Il y a cependant quelques variétés, et nous avons dit, pag. 39, que nous avions quelquefois trouvé peu développée la corne antérieure du cartilage semi-lunaire interne ; c'est là sans doute, dans ces cas, une prédisposition à l'arrachement de la corne antérieure de ce fibro-cartilage.

Lorsque nous avons fait agir la traction en sens inverse de la direction des fibres des cornes des cartilages semi-lunaires, il a suffi en général d'un poids de 5 à 8 kilos pour arracher ces attaches. Cependant l'attache antérieure du cartilage semi-lunaire externe a montré encore une assez grande résistance : elle a supporté un poids de 20 kilos et ne s'est arrachée que sous la traction de 22 kilos.

DIVISION DES LUXATIONS.

Ces expériences nous ont permis d'exposer plus haut le rôle des cartilages semi-lunaires. Elles nous permettent aussi de comprendre le mécanisme des luxations de ces mêmes cartilages, et l'on voit que ces luxations sont le *résultat de l'exagération des mouvements de flexion de la jambe avec rotation soit en dedans, soit en dehors*.

A). La rotation en dehors produit *trois variétés* de luxation du cartilage semi-lunaire interne.

1° Luxation par léger enfoncement de l'extrémité antérieure du fibro-cartilage interne, dû soit à une rupture de la capsule, soit à une laxité trop grande de cette même capsule.—Au moment de l'extension du membre, le fibro-cartilage, ne reprenant pas assez vite sa place, peut être pincé entre les deux surfaces osseuses.

2° Luxation par rupture de la capsule et de l'attache de la corne antérieure du fibro-cartilage interne.—Dans ce cas, celui-ci peut se replier sur lui-même comme dans l'observation n° 49, ou bien, s'enfonçant davantage, peut être encore mieux pincé entre les deux surfaces osseuses.

3° Luxation de la partie postérieure du fibro-cartilage interne en avant du condyle fémoral.

Le déplacement en masse du fibro-cartilage interne vers

l'espace intercondylien ne peut se produire à cause de l'adhérence de ce fibro-cartilage au ligament latéral interne[1].

[1] Sur un sujet nous avons trouvé, au genou gauche, une disposition tout à fai anormale du cartilage semi-lunaire interne. Après l'ouverture de l'articulation, cet cartilage s'est montré faisant un cercle complet sur la surface glénoïde interne.

Au point où la corne antérieure et la corne postérieure se continuent chacune avec le ligament qui les fixe au tibia, venait s'unir une lame fibro-cartilagineuse, large de plus de 1 centim., épaisse de 3 millim. environ ; cette lame s'étendait d'une corne à l'autre presque en droite ligne en longeant l'épine du tibia. Le cartilage semi-lunaire lui-même, quoique normalement situé, était pourtant un peu plus mince ; son bord interne, tranchant, se divisait en arrière en deux ou trois parties et était comme feuilleté.

La lame fibro-cartilagineuse qui complétait en dedans la demi-circonférence, formée normalement par le cartilage semi-lunaire interne, était légèrement plissée sur elle-même, car elle était plus longue que la surface osseuse sur laquelle elle reposait. — Le condyle fémoral interne reposait sur le tibia, entouré ainsi de tous côtés par ce fibro-cartilage circulaire.

Cette lame du fibro-cartilage, n'ayant aucune attache du côté de l'épine du tibia et étant seulement unie en avant et en arrière aux cornes du cartilage semi-lunaire, pouvait facilement, lorsque le condyle fémoral fut enlevé, se mouvoir en dedans vers le cartilage semi-lunaire interne proprement dit.

Lorsqu'on la portait dans cette position, elle s'appliquait à la face supérieure du cartilage semi-lunaire et la recouvrait complètement : cette face étant inclinée en dedans, la bande fibro-cartilagineuse prenait alors une position telle que sa face supérieure était aussi inclinée en dedans et augmentait l'épaisseur du cartilage semi-lunaire. Lorsqu'elle était située contre l'épine du tibia, cette bande était plissée, car elle était plus longue que l'espace qui la contenait, mais lorsqu'elle était portée en dedans, contre le cartilage semi-lunaire proprement dit, elle n'était plus plissée, recouvrait exactement la face supérieure de ce cartilage et paraissait occuper sa véritable position. — Cela nous a permis de conclure que nous n'avions pas là un exemple de fibro-cartilage en forme de circonférence, mais que nous avions affaire à un fibro-cartilage feuilleté présentant une couche supérieure complètement indépendante de son corps, sauf au niveau des cornes ; que ce feuillet supérieur, qui n'avait aucune adhérence ni avec la capsule ni avec le ligament latéral interne, était mobile et pouvait facilement se porter vers l'espace intercondylien, si à un moment donné les surfaces articulaires du condyle et du tibia se séparaient quelque peu l'une de l'autre, comme cela a lieu dans un mouvement de latéralité de la jambe en dehors. C'est évidemment ce qui avait dû se produire soit pendant la vie, soit pendant les manipulations très fortes que nous fîmes subir aux membres de ce sujet, qui étaient d'une rigidité sans pareille. Ce sujet a en effet servi à faire une expérience que nous n'avons pas rapportée, et peut-être la luxation vers l'espace intercondylien de cette lame cartilagineuse s'est-elle produite pendant les mouvements violents que nous avons imprimés à cette articulation.

Nous fûmes d'abord très agréablement surpris du résultat que nous avions obtenu, mais, après réflexion et après un examen plus attentif du fibro-cartilage,

B). La rotation en dedans peut produire la luxation du cartilage semi-lunaire externe. — Nous ne croyons pas que l'arrachement des cornes de ce cartilage soit possible : la situation de ses insertions antérieure et postérieure, qui sont très rapprochées l'une de l'autre permet en effet au cartilage semi-lunaire externe une mobilité beaucoup plus grande que celle du cartilage semi-lunaire interne. Pour que l'arrachement fût possible, il faudrait que le mouvement de rotation de la jambe en dedans fût plus étendu que le mouvement de rotation en dehors. Nous avons vu que cette rotation en dedans était au contraire moins étendue et était limitée d'abord par la tension du fascia lata et par celle des ligaments latéraux et non par le cartilage semi-lunaire externe.

Nous considérons *deux variétés* de luxation du cartilage semi-lunaire externe :

1° Luxation par enfoncement de la partie antérieure de ce fibro-cartilage, soit à la suite d'une déchirure de la capsule, soit à la suite d'une trop grande laxité de cette capsule.

2° Luxation par enfoncement en totalité du fibro-cartilage vers l'espace intercondylien. — Cette forme, décrite par Reid, Fergusson, Goddlee, nécessite une rupture de la capsule sur tout le pourtour du fibro-cartilage ; elle doit se produire dans un mouvement de flexion avec rotation de la jambe en dedans combiné à l'adduction. Nous avons constaté la tendance qu'avait le fibro-cartilage externe à se déplacer en totalité vers l'espace intercondylien pendant l'adduction du membre, mais nous n'avons pu l'obtenir. Ce déplacement doit sans doute se produire sous l'influence d'un choc direct sur le fibro-cartilage pendant l'adduction de la jambe. Pendant ce mouvement, en effet, le condyle externe tend à se séparer de la surface glénoïde externe, et

nous conclûmes que nous nous trouvions en présence d'une anomalie de ce fibro-cartilage, peut-être sans exemple.

Aussi n'avons-nous pas tenu compte de cette expérience : elle doit seulement nous servir à comprendre qu'un cartilage puisse se déplacer en totalité vers l'espace intercondylien, lorsque ses attaches circonférentielles ont été rompues.

l'espace qui se forme entre les deux surfaces articulaires facilite le passage du fibro-cartilage vers l'échancrure intercondylienne.

La luxation de la partie postérieure du fibro-cartilage externe en avant ne peut se produire pour plusieurs motifs, *a*) parce que ce cartilage peut normalement se déplacer sur le tibia beaucoup plus que le cartilage interne, *b*) parce que la rotation en dedans, pendant laquelle cette variété de luxation devrait se produire, est en outre moins étendue que la rotation en dehors et qu'elle est limitée non par le fibro-cartilage, mais par la tension du fascia lata, *c*) parce que ce cartilage est de plus maintenu en arrière par le « ligamentum cruciatum tertium ».

On remarquera que nous n'avons jamais obtenu l'arrachement des cornes postérieures des cartilages semi-lunaires et que dans aucune des observations on ne relate ce fait.

Si nous nous reportons à nos expériences et aux observations, nous voyons que les luxations du cartilage semi-lunaire interne sont plus fréquentes que celles de l'externe, et que, pour les deux fibro-cartilages, les cas les plus fréquents sont ceux de subluxation sans arrachement de la corne antérieure. Comme fréquence viennent ensuite les luxations par arrachement de cette corne antérieure.

C). Il existe encore une autre variété de luxation que nous pourrions appeler luxation avec fracture du cartilage. Cette variété paraît être rare : nous n'avons pu l'obtenir sur le cadavre, et il en existe seulement trois observations, celle de Croft, 1888, de Davies Colley, 1888, et d'Annandale, 1889.

ÉTIOLOGIE.

Nous diviserons les causes de luxation des cartilages semi-lunaires en prédisposantes, occasionnelles et déterminantes.

Causes prédisposantes. — Parmi ces causes nous classons les divers états pathologiques de l'articulation du genou, pouvant amener soit un relâchement de la capsule, soit une diminution dans la puissance des attaches des cartilages. Tels sont les divers traumatismes du genou : l'hydarthrose est la conséquence presque constante de ces traumatismes ; on trouve cette cause dans la plupart des observations que nous avons rapportées et dans lesquelles l'inflammation articulaire a certainement joué le rôle de cause prédisposante.

La flexion et la rotation de la jambe, souvent répétées et produites avec quelque effort, doivent agir de même, en produisant à la longue un relâchement de la capsule. L'abus de l'équitation et de l'escrime peut sans doute agir ainsi comme cause prédisposante. L'observation de Margary, l'observation de Londe, dans laquelle cet auteur incrimine lui-même les exercices équestres auxquels il s'adonnait trop fréquemment, en démontrent assez la possibilité.

Les causes occasionnelles sont presque toujours une chute ou un choc sur le genou, la jambe ou le pied pendant que la jambe est fléchie et en rotation.

Causes déterminantes. — La cause déterminante la plus fréquente est la flexion avec rotation *forcée* de la jambe en dehors pour la luxation du cartilage semi-lunaire interne ; la flexion avec rotation en dedans pour la luxation du cartilage semi-lunaire externe. — Cette position du membre a été constante dans nos expériences, et elle existe dans presque toutes les observations.

Quelquefois, sans doute, un choc direct sur l'articulation, au niveau du cartilage semi-lunaire, pendant un mouvement de latéralité de la jambe, peut amener la luxation. Dans ces mouvements de latéralité, les surfaces d'un condyle fémoral et d'une cavité glénoïde du tibia tendent à s'écarter l'une de l'autre : si une force extérieure pousse alors le fibro-cartilage correspondant vers l'espace intercondylien, cet écartement des surfaces articulaires favorise le passage du cartilage vers la ligne médiane. Mais, pour cela, les attaches du bord convexe du cartilage semi-lunaire doivent se rompre. C'est sous l'influence d'une cause semblable qu'ont dû se produire les cas observés sur des cadavres par Reid, Fergusson et Goddlee. Ces trois cas intéressent tous le cartilage semi-lunaire externe ; il n'y a pas d'observation semblable pour l'interne. Cela s'explique par l'adhérence de celui-ci au ligament latéral interne, adhérence qui n'existe pas entre le ligament latéral externe et le cartilage semi-lunaire du même côté. Cette luxation du fibro-cartilage externe est, en outre, favorisée par le manque d'adhérence de la capsule à l'endroit où elle est représentée par le tendon du muscle poplité.

Enfin une cause déterminante beaucoup plus rare et qui n'est relatée que dans une observation (n° 36), c'est la traction du fibro-cartilage hors de l'articulation par un instrument introduit dans le genou.

SYMPTOMES.

L'*extension incomplète et douloureuse* de la jambe est le symptôme prédominant de cette lésion. — Au moment de l'accident, le malade sent quelque chose se déplacer dans son genou. Tantôt il a la sensation d'un simple glissement ; souvent il perçoit aussi un craquement douloureux, dû à la déchirure de la capsule ou de l'attache de la corne antérieure du fibro-cartilage ; ou bien il a la sensation d'un soubresaut dû au passage de la partie postérieure du fibro-cartilage interne en avant du condyle fémoral. — Le malade ne peut étendre librement sa jambe, car, malgré lui, sous l'influence de la douleur, les muscles du jarret se contractent et immobilisent le genou : le membre est impotent. — Quelquefois une main étrangère peut produire l'extension complète, d'autres fois cette extension complète est impossible, quelles que soient les manipulations qu'on fasse subir à la jambe. Ceci arrive surtout lorsque la corne antérieure du fibro-cartilage est arrachée du tibia. — Très souvent, à la palpation on sent, pendant la flexion, une légère saillie au niveau de l'interligne articulaire, en avant de l'un des ligaments latéraux. Cette saillie est formée par le cartilage, qui, pincé entre les surfaces articulaires et ne pouvant glisser en avant sur le tibia, se déplace en dehors.

Il est bien rare que la synoviale articulaire ne soit pas enflammée et qu'un épanchement plus ou moins grand n'existe pas dans l'articulation.

DIAGNOSTIC.

Le diagnostic devra être fait pour chaque variété de luxation, et l'on ne confondra pas un corps étranger avec la luxation d'un fibro-cartilage.

La position de la jambe (flexion et rotation) au moment de l'accident, la douleur subite pendant le mouvement d'extension, la saillie en avant du ligament latéral, devront faire supposer une luxation d'un cartilage semi-lunaire.

La facilité de la réduction fera supposer un simple déplacement du cartilage sans rupture de sa corne antérieure.

L'impossibilité de la réduction par de simples mouvements de flexion et d'extension imprimés à la jambe devra faire soupçonner un cas plus grave et songer à une rupture des attaches ou à une fracture possible du cartilage.

L'obstacle mis à la réduction par la contracture musculaire ne sera pas confondu avec l'obstacle, plus réel, formé par le cartilage lui-même. D'ailleurs, le chloroforme fera disparaître la douleur et la contracture, tandis qu'il sera sans action sur la luxation elle-même.

Un examen attentif permettra de se mettre à l'abri de l'erreur que paraît avoir commise A. Cooper en mêlant la description des luxations des cartilages semi-lunaires à celle de l'arthrite déformante.

Beaucoup de symptômes sont communs aux corps étrangers articulaires et à la luxation des cartilages semi-lunaires. Mais les corps étrangers voyagent dans l'articulation, apparaissant tantôt au côté interne, tantôt au côté externe, et il est bien rare que la saillie qu'ils peuvent former à l'extérieur siège toujours en un même endroit. La saillie formée par le fibro-cartilage siège au contraire, quand elle existe, toujours immédiatement en avant de l'un des ligaments latéraux. Le mode de production du premier accident peut encore aider le diagnostic.

Quant aux petites tumeurs qui peuvent siéger sur les cartilages semi-lunaires et qui ont été décrites par Annandale (*British. med. Journ.*, février 1887), elles peuvent faire commettre une erreur de diagnostic.

Annandale lui-même l'a commise. Et l'erreur est d'autant plus facile que, si cette tumeur est située sur la face supéro-interne du fibro-cartilage, elle produit, pendant les mouvements du genou, le même bruit de craquement que le cartilage luxé. La saillie que forment ces tumeurs disparaît aussi, pendant l'extension, comme disparaît la saillie formée par le cartilage lorsque l'extension complète est atteinte, c'est-à-dire quand la réduction s'opère facilement. Cependant, si l'on interroge le malade, on verra que les symptômes occasionnés par ces petites tumeurs n'ont apparu que lentement et sans cause appréciable et que ce n'est qu'à la longue, par suite du développement de la tumeur, que ces symptômes se sont accusés, simulant ceux de la luxation du cartilage semi-lunaire. Les symptômes de celle-ci se montrent au contraire après un mouvement de rotation de la jambe ou à la suite d'un traumatisme plus ou moins violent.

L'absence du fibro-cartilage externe dans le sinus péricondylien, et surtout la diminution de l'angle fémoro-tibial du côté de la jambe malade, permettront sans doute de soupçonner un déplacement en masse de ce fibro-cartilage externe vers l'espace intercondylien.

PRONOSTIC.

Le pronostic de la luxation des cartilages semi-lunaires, bien que peu grave, doit être réservé. La récidive fréquente et l'impotence du membre, occasionnée par cette lésion, expliquent assez cette réserve. Il faut songer aussi que, si le cartilage est fracturé ou arraché de son insertion antérieure au tibia, il faudra avoir recours à l'opération d'Annandale : et, malgré toutes les précautions antiseptiques, l'ouverture de l'articulation du genou est chose assez sérieuse.

TRAITEMENT.

Le traitement peut être sanglant ou se réduire à de simples manipulations. C'est toujours par celles-ci que l'on doit commencer.

Nous avons vu que dans ces luxations la partie antérieure du fibro-cartilage s'enfonce entre les surfaces articulaires et est pincée par elles au moment de l'extension. Il faut d'abord porter la jambe dans la flexion extrême et *la mettre en rotation opposée à celle qui a produit la luxation.* Ainsi, pour réduire la luxation du cartilage interne, on portera d'abord la jambe en flexion extrême avec rotation en dedans, et pour la réduction du cartilage externe on la portera en flexion extrême avec rotation externe.— La flexion éloigne la surface condylienne de la partie antérieure du cartilage luxé et dégage cette partie du cartilage de la pression qu'elle subissait entre les surfaces articulaires.— La rotation opposée à celle qui produit la luxation tend à faire glisser le fibro-cartilage en avant sur le tibia.

Nous avons dit en effet que les fibro-cartilages, mobiles sur les surfaces glénoïdiennes du tibia, emboîtent les condyles fémoraux et que, maintenus par ces condyles, ils glissent comme eux sur le plateau tibial en sens inverse du mouvement exécuté par la tubérosité correspondante de cet os.

Ainsi, dans la rotation de la jambe en dehors, la tubérosité interne se porte en avant glissant sous le condyle fémoral interne. Celui-ci, ne bougeant pas, se met, par suite de ce mouvement de la jambe, en rapport avec la partie postérieure de la surface glénoïdienne : il maintient le fibro-cartilage en arrière et l'empêche de suivre en avant le déplacement de la tubérosité tibiale. C'est, avons-nous dit, l'exagération de ce mouvement qui produit la luxation du cartilage semi-lunaire interne. Par conséquent, si nous portons la jambe en rotation opposée, c'est-à-dire en rotation en dedans, la tubérosité tibiale interne glissera d'avant en arrière sous le condyle fémoral et le cartilage semi-lunaire interne : la partie antérieure de celui-ci, qui s'était éloignée du rebord tibial antérieur pendant la rotation de la jambe en dehors, s'en rapproche au contraire pendant la rotation en dedans ; le cartilage reprend sa place normale.

La *flexion extrême* a donc pour but de dégager la partie antérieure du fibro-cartilage *interne* pincée entre les surfaces articulaires, et *la rotation de la jambe en dedans* fait reprendre à ce fibro-cartilage sa position normale.

S'il s'agit d'une luxation du cartilage semi-lunaire externe, on mettra, pour les mêmes motifs, la jambe en flexion avec rotation externe.

Cela fait, on porte brusquement la jambe dans l'extension, et la réduction s'obtient souvent alors assez facilement. Il paraît bon, comme l'a fait Samuel Smith (Obs. XXIII), de maintenir pendant quelque temps le membre dans la flexion avant de produire l'extension. Le mouvement d'extension doit être rapide et fait en trompant l'attention du malade, afin que celui-ci ne contracte pas, malgré lui, les muscles du jarret, sous l'influence de la douleur. Si cette contracture existe et gêne la réduction, on peut avoir recours au chloroforme. — Le massage de l'articulation sera ensuite pratiqué pendant quelques jours, et on recommandera au malade d'éviter les mouvements qui pourraient faire récidiver la luxation.

Dans le cas de luxation de la partie postérieure du cartilage interne en avant du condyle, la flexion extrême a pour résultat, en ouvrant davantage l'angle formé en avant par les surfaces condyliennes et tibiales, de permettre à la partie postérieure luxée de glisser, grâce à l'élasticité du fibro-cartilage en arrière du condyle, et de reprendre sa place normale.

Si la luxation récidive trop fréquemment et surtout si la corne antérieure du fibro-cartilage est arrachée du tibia, ou si l'on soupçonne une fracture du cartilage semi-lunaire, ou bien encore si l'on diagnostique un déplacement en masse du cartilage semi-lunaire externe vers l'espace intercondylien, il faudra avoir recours aux opérations d'Annandale (Voir Obs. xL, xLIV, L, LII) : *suture du cartilage à la capsule et au périoste du tibia ou ablation du fibro-cartilage.* — Bien que les fonctions de la jointure paraissent se rétablir après l'ablation du cartilage semi-lunaire, nous croyons qu'il vaut mieux préférer la suture à l'ablation. Les fibro-cartilages semi-lunaires en effet, et principalement l'interne, dont la luxation est la plus fréquente, servent entre autres choses à limiter la rotation de la jambe et à maintenir en contact les surfaces du tibia et du fémur ; or, il est à craindre que leur ablation ne prédispose à des luxations du tibia. Il est vrai que Croft, Davies-Colley, Annandale et Tédenat n'ont point enlevé la totalité du fibro-cartilage, mais seulement la moitié antérieure. La partie postérieure conservée, et adhérente à la capsule, doit encore être assez grande pour s'opposer dans une certaine mesure à ces accidents.

INDEX BIBLIOGRAPHIQUE

WINSLOW. — Collection académique, partie française, pag. 521, 1719.

SEE GODDSIR. — Anatomical memoirs, tom. II, pag. 223.

W. ROGER WILLIAMS. — Journal of Anatomy and Physiology, tom. XIV, 1879.

MORRIS. — Anatomy of the Joints, 1879.

TERRILLON. — Journal de l'Anatomie et de la Physiologie, 1879.

MOREL et DUVAL. — Manuel de l'anatomiste, pag. 267.

CRUVEILHIER. — Traité d'anatomie, tom. I, pag. 736, 1877.

WEBER. — Encyclopédie anatomique de Sœmmering. Trad. de Jourdan.

POIRIER. — Bourses séreuses du genou, 1886.

— Contribution à l'anatomie du genou, 1886.

BASSIUS. — Obs. anatomico-chirurgico-medic. Decade II, 1731.

BROMFIELD. — Chirurgical observ. and cases, tom. II, 1773.

HEY. — Practical observations on surgery, pag. 332, 1814.

REID. — Edinburgh med. and surg. Journal, tom. XLII, pag. 377.

ASTLEY COOPER. — Œuvres chirurg., trad. par Chassaignac et Richelot.

ROGNETTA. — Gazette médicale, pag. 221, 1835.

SAMUEL COOPER. — Surgical Dictionary.

VELPEAU. — Dict. de Méd. en 30 volumes, art. Genou, 1836.

WILLIAM FERGUSSON. — Practical surgery, 5e édit., pag. 323.

VINCENT. — Observations on surgical Practice, pag. 75, 1847.

HOLME'S AND HULKE'S. — System of surgery, tom. I.

SAMUEL SMITH. — Lancet, tom. II, pag. 265, 1851.

MALGAIGNE. — Traité des fractures et luxations, tom. II, pag. 967.

— Revue Méd. chirurg., tom. VI, pag. 180.

DEQUEVAUVILLER. — Revue Méd. chirurg., tom. VII, pag. 311.

LONDE. — Revue Méd. chirurg., tom. XVII, pag. 51.

— Gazette médicale, pag. 221, 1835.

BONNET. — Thérapeutique des maladies artic., pag. 355, 1853.

— Maladies des articulations.

SYME. — Lancet, tom. II, 1855.

WILLIAM TOOD WHITE. — Lancet, tom. I, 1856.

BRODHURST. — St-George's hospital reports, tom. II, pag. 142.

SMITH. — Communication à la Soc. path. de Dublin, 4 février 1865.

HAMILTON. — Traité des fract. et lux., trad. par Poinsot.

PANAS. — Dict. de Méd. et Chir. pratiques, art. Genou, 1872.

DITTEL. — Medic. Jahrbücher, 1876, 3 Heft.

THORNDIKE. — Boston med. and surg. Journal, 28 juin 1877.

FIFIELD. — Boston med. and surg. Journal, 1877.

LANNELONGUE. — Bull. de la Soc. de Chirurgie, 1879.

LEFORT. — Bull. de la Soc. de Chirurgie, 1879.

VERNEUIL. — Bull. de la Soc. de Chirurgie, 1879.

DESPRÈS. — Bull. de la Soc. de Chirurgie, 1879.

CLÉMENT LUCAS. — British med. Journ., 15 novembre 1879.

GODDLEE. — British med. Journ., tom. I, pag. 2*1, 1880.

— Transactions of the pathological Society of London, tom. XXXI.

CONTI ALOTTI. — Raccoglitore medico, pag. 555, 20 juin 1880.

SPILLMANN. — Dict. encycl. des Sc. méd., art. Genou.

NICOLADINI. — Archives für klin. Chirurg., tom. XXVII, pag. 667, 1881-82.

LOSSEN. — Deutsche Chirurgie.

HOFMOLK. — Wiener med. Presse, n° 16, 1881.

KNOTT. — Dublin Journal of medic. science. tom. LXXIII, pag. 479, 1882.

MARGARY. — Giornale della R. Acad. di Med. di Torino, mai-juin-1882.

NOBLE SMITH. — British med. Journ., tom. I, pag. 415, 1884.

W.-J. TYSON. — British med. Journ., tom. I, pag. 415, 1884.

THOMAS ANNANDALE. — British med. Journ., tom. I, pag. 779, 1885.

— British med. Journ., février 1887.

— British med. Journ., tom. I, pag. 291, 1889.

HOWARD MARSH. — Diseases of the Joints, pag. 190, 1886.

SCOTT LANG. — Edinburgh med. Journ., décembre 1886 et février 1887.

CROFT. — British med. Journ., mars 1888.

DAWIES COLLEY. — British med. Journ., mars 1888.

WILLIAM ALLINGHAM. — British med. Journ., mai 1888.

— British med. Journ., tom. I, pag. 245, 1889.

MAURICE. — British med. Journ., tom. II, pag. 1160, 1888.

LEWENTAUER. — Cent. für Chirurg., n° 17, pag. 301, 1889.

LAUENSTEIN. — Deutsche med. Woch., n° 9, pag. 169, 1890.

BRAQUEHAYE. — Journ. de Méd. de Bordeaux, mars 1890.

NÉLATON. — Traité de Chir. de Duplay et Reclus, tom. III, pag. 238.

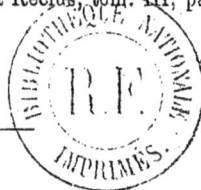

BIBLIOTHÈQUE NATIONALE R.F. IMPRIMÉS

TABLE DES MATIÈRES

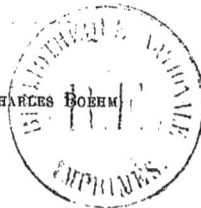

Montpellier. — Typographie CHARLES BOEHM

PUBLICATIONS DU MÊME AUTEUR

I. Sur la circulation de la main (In *Montp. méd.*, 2ᵉ sér., tom. XV, 1890).

II. Sur la toile choroïdienne du 4ᵉ ventricule et les communications des espaces sous-arachnoïdiens avec les ventricules cérébraux (In *Montp. méd.*, 2ᵉ sér., tom. XVII, 1891).

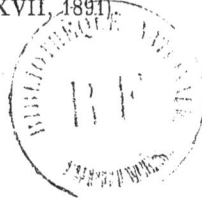

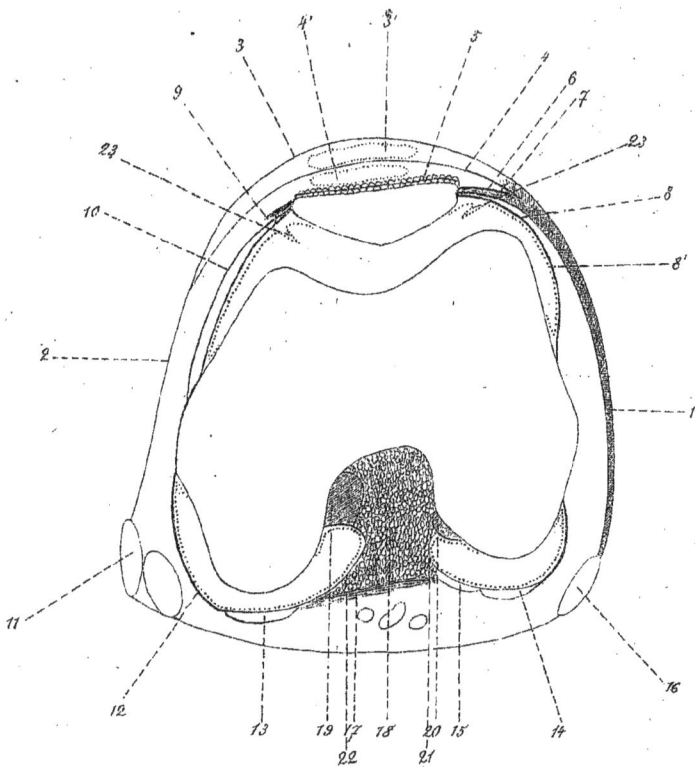

I. *Coupe schématique passant immédiatement au-dessus de l'extrémité supérieure des ligaments latéraux.*

1. Fascia lata (couche longitudinale externe). — 2. Aponévrose (couche longitudinale interne).— 3. Aponévrose (fibres arciformes).— 3′, Bourse séreuse.— 4. Expansion tendineuse quadricipitale.— 4′. Bourse séreuse. — 5. Fibres du droit antérieur passant sur la face antérieure de la rotule. - 6. Tendon du vaste externe soudé à: — 7. Aileron externe. — 8. Capsule recouvrant le cul-de-sac synovial antérieur. — 8′. Synoviale antérieure.— 9. Tendon du vaste interne soudé près la rotule à: — 10. Aileron interne.— 11. Couturier.— 12. Portion de la capsule dite coque fibreuse des condyles.— 13. Tendon du jumeau interne.— 14. Tendon du jumeau externe. — 15. Tendon du plantaire grêle. — 16. Biceps. — 17. Ligament postérieur. — 18. Paquet adipeux postérieur.— 19. Extrémité supérieure du ligament croisé postérieur.— 20. Id. antérieur.— 21. Capsule allant se fixer au ligament croisé antérieur. - 22. Capsule allant se fixer au ligament croisé postérieur. — 23. Replis alaires.

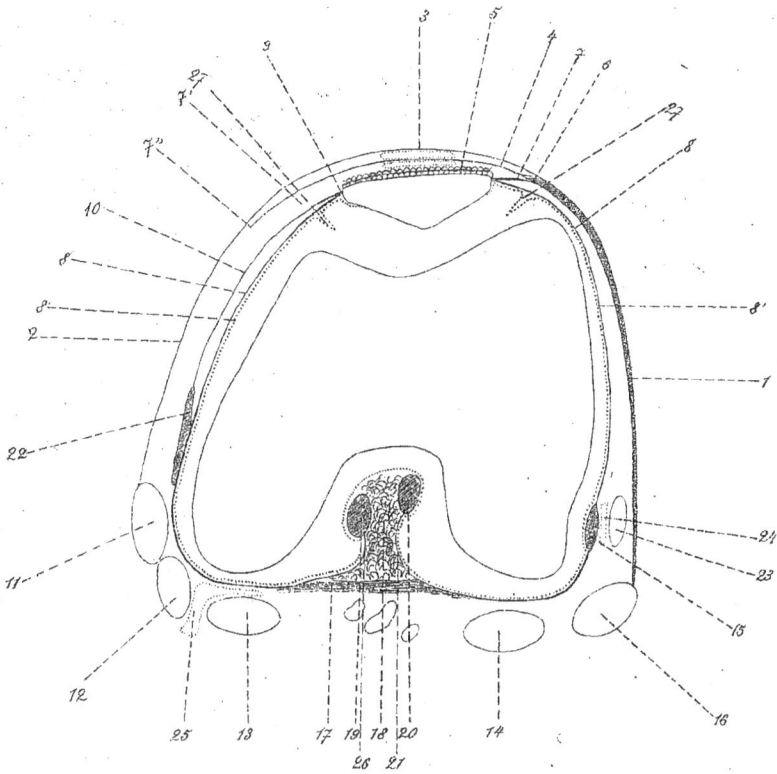

II. *Coupe schématique passant à un centimètre au-dessus de l'intertigne articulaire.*

1. Fascia lata (couche longitudinale externe). — 2. Aponévrose (couche longitudinale interne).— 3. Aponévrose (fibres arciformes).— 4. Expansion tendineuse quadricipitale. — 5. Fibres du tendon du droit antérieur. — 6. Union de l'aponévrose, de l'expansion tendineuse et de l'aileron externe.— 7. Aileron externe.— 7'. Manque d'adhérence entre l'expansion tendineuse et l'aileron interne.— 7''. La coupe passe en un point où l'adhérence entre l'aponévrose et l'expansion tendineuse manque.— 8. Capsule.— 8'. Synoviale. — 9. Adhérence entre l'aileron interne et la capsule tout près de la rotule. — 10. Aileron interne.— 11. Couturier.— 12. Demi-membraneux.—.13. Jumeau interne.— 14. Jumeau externe. — 15. Tendon du poplité.— 16. Biceps.— 17. Ligament postérieur. — 18. Paquet adipeux. — 19. Ligament croisé postérieur. — 20. Id. antérieur. — 21. Capsule allant se fixer au ligament croisé antérieur.— 22. Ligament latéral interne.— 23. Id. externe.— 24. Bourse séreuse sous le ligament latéral externe.— 25. Bourse séreuse du demi-membraneux communiquant avec le cul-de-sac que la synoviale envoie sous le jumeau interne. — 26. Capsule allant se fixer au ligament croisé postérieur. — 27. Replis alaires.

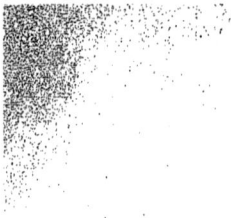

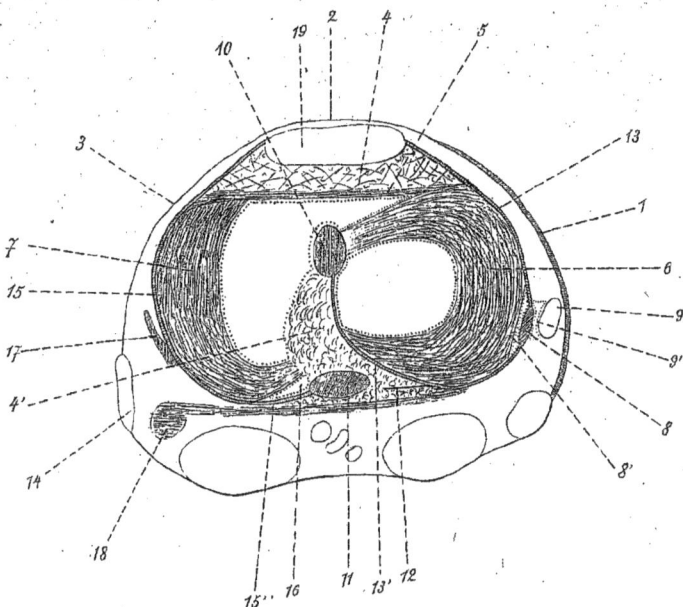

III. *Coupe schématique passant à travers les cartilages semi-lunaires*

1. Aponévrose (fibres longitudinales externes, fascia lata proprement dit). — 2. Aponévrose (fibres arciformes). — 3. Aponévrose (fibres longitudinales internes).— 4. Bourrelet adipeux antérieur. — 4′. Paquet adipeux postérieur. — 5. Ligament transverse ou jugal. — 6. Cartilage semi-lunaire externe. — 7. Cartilage semi-lunaire interne. — 8. Tendon du poplité. — 8′. Cul-de-sac que la synoviale envoie entre ce tendon et le bord convexe du cartilage semi-lunaire externe. — 9. Ligament latéral externe. — 9′. Bourse séreuse sous ce ligament. — 10. Ligament croisé antérieur. — 11. Ligament croisé postérieur. — 12. Portion de la bandelette oblique qui va du condyle interne au cartilage semi-lunaire externe. — 13. Capsule adhérant au pourtour du cartilage semi-lunaire externe.— 13′. Lame externe postérieure de la capsule allant se fixer au ligament croisé antérieur.— 14. Couturier.— 15. Capsule adhérant au pourtour du cartilage semi-lunaire interne. — 15′. Lame interne et postérieure de la capsule quittant le bord du cartilage semi-lunaire pour se fixer au ligament croisé postérieur. — 16. Cul-de-sac synovial entre cette lame et l'extrémité postérieure du cartilage semi-lunaire interne. — 17. Ligament latéral interne. — 18. Demi-membraneux. — 19. Ligament rotulien.

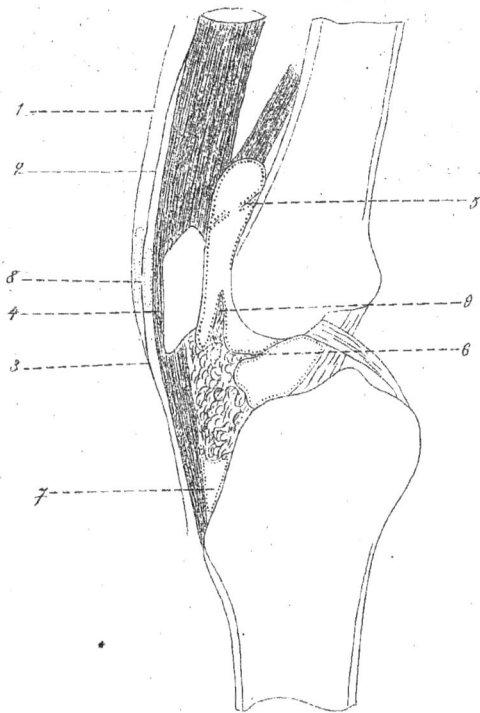

IV. Coupe schématique médiane longitudinale

1. Aponévrose. — 2. Expansion tendineuse quadricipitale. — 3. Fusion de ces deux plans.— 4 Fibres du tendon du droit antérieur passant au-devant de la rotule sans s'y fixer. — 5. Cloison en forme de diaphragme entre la bourse sous-quadricipitale et la synoviale articulaire. — 6. Ligament muqueux.— 7. Bourse sous-rotulienne. —. 8. Les deux bourses prérotuliennes communiquant.— 9. Prolongement supérieur du bourrelet adipeux.

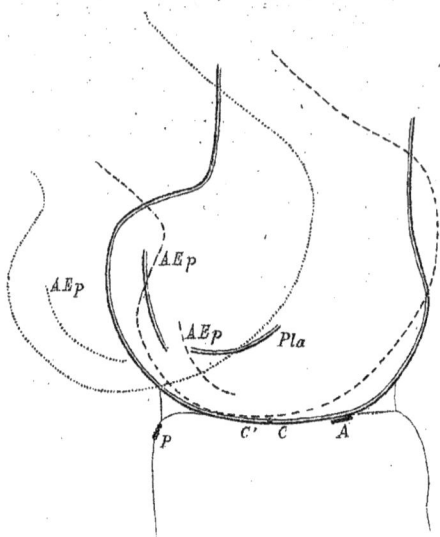

V. Schéma montrant l'action du ligament croisé antérieur au début de la flexion.

A E p, insertion supérieure du ligament croisé antérieur. — P I a, insertion supérieure du ligament croisé postérieur. — A, insertion inférieure du ligament croisé antérieur. — P, insertion inférieure du ligament croisé postérieur. ▄▄▄▄ Fémur en extension. ▄▄▄▄ Fémur fléchi à 40°. ....position que prendrait le fémur dans cette flexion à 40° s'il roulait sur le tibia sans glisser en même temps sur lui. — C point de contact du fémur avec le tibia dans l'extension. — C′, même point de contact un peu déjeté en arrière pendant la flexion.

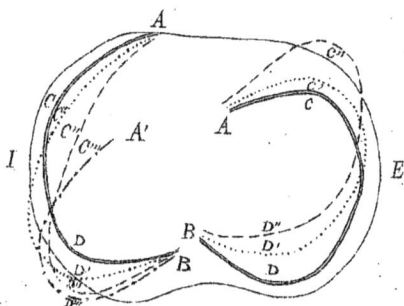

VII. Schéma faisant voir les déplacements des cartilages semi-lunaires pendant la rotation de la jambe en dehors.

I, cartilage semi-lunaire interne. — E, cartilage semi-lunaire externe.

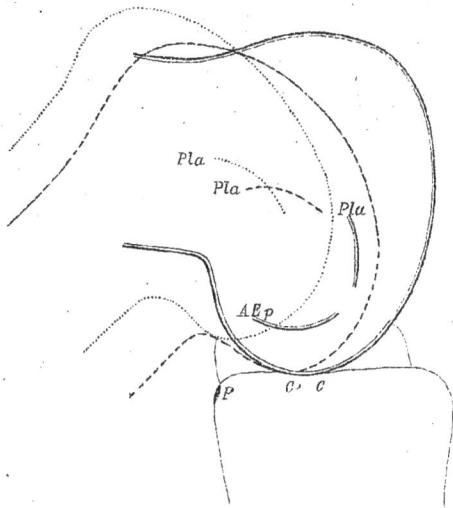

VI. *Schéma montrant l'action du ligament croisé postérieur pendant la flexion.*

.... position que prendrait le fémur dans la flexion à angle aigu si la tension du ligament croisé postérieur ne l'obligeait pas à glisser sur le tibia en même temps qu'il roule sur lui. — P I a s'éloigne de plus en plus de P, à mesure que la flexion augmente.

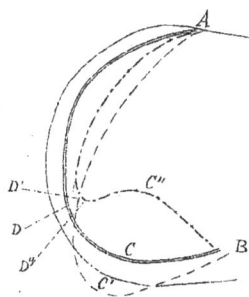

VIII. *Luxation du cartilage semi-lunaire interne en avant du condyle interne.*

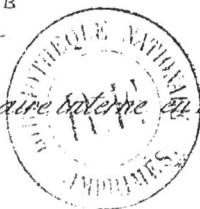

BIBLIOTHÈQUE NATIONALE IMPRIMÉS

A D C B, cartilage en position normale. — A D′ C′ B, même cartilage fortement maintenu en arrière en C′ par le condyle fémoral interne pendant la rotation de la jambe en dehors. — A D″ C″ B, le cartilage luxé.

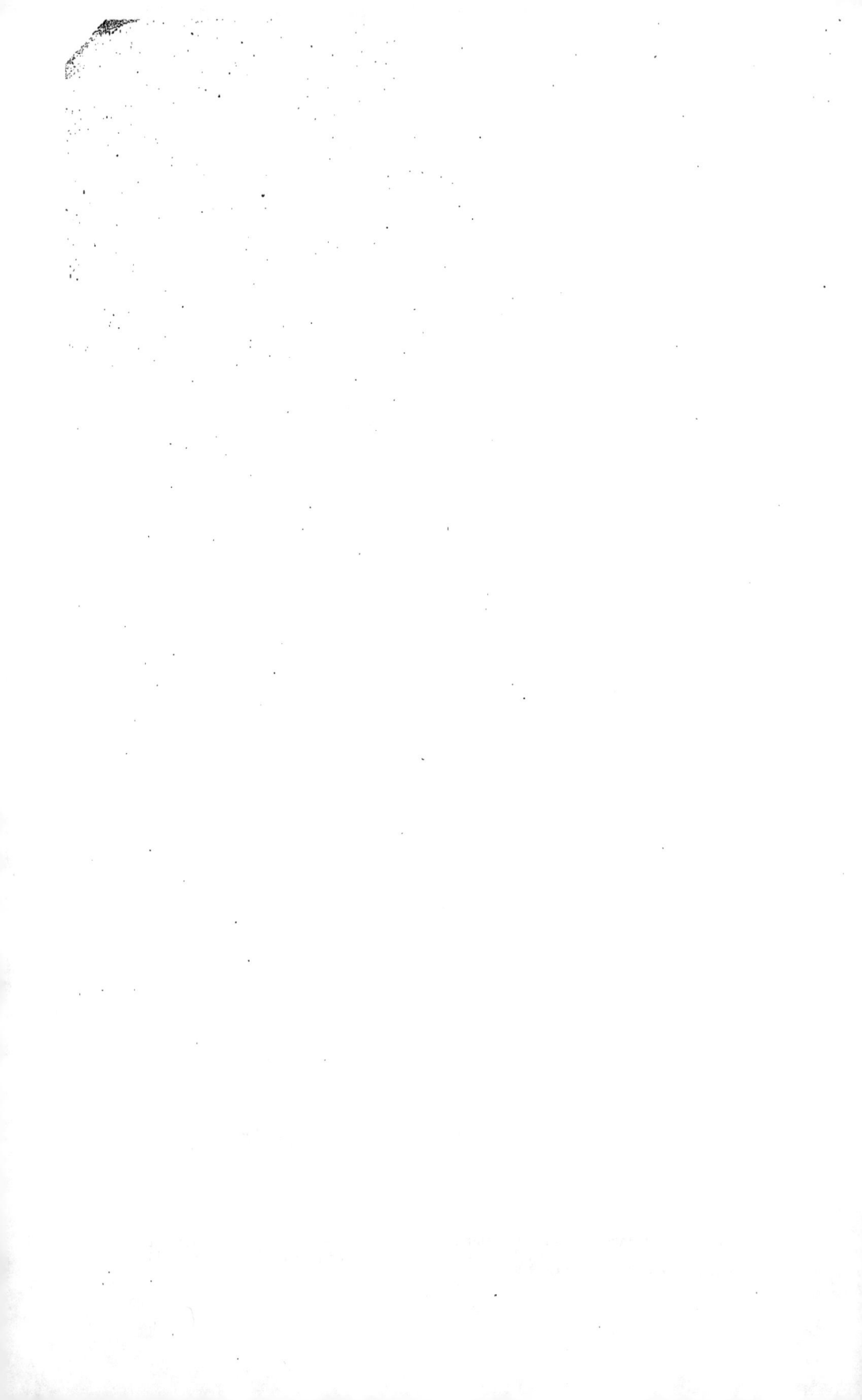

www.ingramcontent.com/pod-product-compliance
Lightning Source LLC
Chambersburg PA
CBHW071506200326
41519CB00019B/5889

* 9 7 8 2 0 1 9 1 8 7 9 5 8 *